脑梗死患者康复宜忌

主 编

孟昭泉 闫中瑞

副主编

韩 玮 郭 淼 张国昌

编著者

（以姓氏笔画为序）

王 丹 刘 洁 刘厚林

米亚南 庞 虎 李永涛

张国柱 孟现伟 孟靓靓

金盾出版社

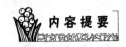

内容提要

　　本书简要介绍了脑梗死的基础知识,包括分类、病因及临床表现、辅助检查及诊断与鉴别诊断;详细介绍了脑梗死患者康复的日常生活宜忌、饮食宜忌、运动宜忌、中西医治疗宜忌及并发症的防治方法等。其内容通俗易懂,科学实用,图文并茂,是脑梗死患者及其家属的必备读物,也可供基层医务人员阅读参考。

图书在版编目(CIP)数据

　　脑梗死患者康复宜忌/孟昭泉,闫中瑞主编 . —北京:金盾出版社,2012.1(2022.11 重印)
　　ISBN 978-7-5082-7183-5

　　Ⅰ.①脑… 　Ⅱ.①孟…②闫… 　Ⅲ.①脑栓塞—康复　Ⅳ.①R743.330.9

　　中国版本图书馆 CIP 数据核字(2011)第 198549 号

金盾出版社出版、总发行
北京市太平路 5 号(地铁万寿路站往南)
邮政编码:100036　电话:68214039　83219215
传真:68276683　网址:www.jdcbs.mil.cn
三河市双峰印刷装订有限公司印刷、装订
各地新华书店经销
开本:850×1168 1/32　印张:7.25　字数:181 千字
2022 年 11 月第 1 版第 8 次印刷
印数:23 501～26 500 册　定价:26.00 元
(凡购买金盾出版社的图书,如有缺页、
倒页、脱页者,本社发行部负责调换)

前　言

新中国成立 70 余年来,我国人民的生活条件逐渐改善,卫生事业不断发展,传染病得到控制,婴儿死亡率下降,人民平均期望寿命明显增长。但由于生活方式的转变,脑梗死已逐渐成为常见病,给社会及家庭带来沉重负担。我国 1986～1990 年流行病学调查结果显示,脑梗死的患病率为 719～745.6/10 万,死亡率为 116～141.6/10 万。最近的统计显示,脑梗死已是死亡率最高的疾病,排在三大死亡疾病(脑梗死、心肌梗死、恶性肿瘤)之首。

我国政府对脑梗死的防治工作非常重视,卫生部先后在全国各地成立了脑梗死筛查和防治基地,为脑梗死的防治、康复及咨询提供了良好的条件,大大降低了脑梗死的死亡率及致残率。

近几十年,中西医结合诊治脑梗死技术有了飞速发展。我们也在长期的临床工作中采用中西医结合、寓康复于急救全过程的方法治疗脑梗死,获得了花钱少、见效快、存活后致残少、生活质量高的效果,取得了丰富的临床诊治经验。我们通过进社区义诊、咨询,向居民宣讲认识脑梗死的临床特点及表现,普及预防知识,让广大居民掌握一些脑梗死的防治方法,并协助社区医生及基层医院的相关医生采取必需的检查方法及正确的治疗措施等,业已收到良好的社会效益和经济效益。为此,我们组织了一批脑血管疾病专家,根据脑梗死康复的新理念,编写了《脑梗死患者康复宜忌》一书。本书简要介绍了脑梗死的基础知识，包括分类、病因及临床表现、辅助检查及诊断和鉴别诊断；详细介绍了脑梗死患者康复的日常生活宜忌、饮食宜忌、运动宜忌、中西医治疗宜忌及并发症防治方法等。其内容通俗易懂、科学实用、图文并茂，是脑梗死患者及其家属的必备读物，也可供基层医务人员阅读参考。

由于编者水平所限，书中不足之处，敬请专家、同仁及广大读者赐教。

孟昭泉

目　录

一、基础知识

二、日常生活宜忌

三、饮食宜忌

四、运动宜忌

一、基础知识

　　脑梗死又称缺血性脑梗死,是指各种原因所致脑部血液供应障碍,导致脑组织缺血、缺氧性坏死,出现相应神经功能缺损。脑梗死是脑血管病的最常见类型,约占全部脑血管病的70%。通常依据脑梗死的发病机制和临床表现,分为脑血栓形成、脑栓塞、腔隙性脑梗死。

　　脑梗死的病因既有共性,不同类型之间又存在一定的差异。最常见的病因:脑血栓形成为动脉粥样硬化和动脉炎,脑栓塞为心源性和非心源性栓子,腔隙性脑梗死为高血压、动脉粥样硬化和微栓子等。

(一)脑血栓形成的临床表现

　　脑血栓形成是脑梗死最常见的类型,约占全部脑梗死的60%。是在各种原因引起的血管壁病变基础上,脑动脉主干或分支动脉管腔狭窄、闭塞或血栓形成,引起局部血流减少或供血中断,使脑组织缺血、缺氧性坏死,出现局灶性神经系统症状和体征。

　　1. 一般特点　动脉粥样硬化性脑梗死多见于中老年人,动脉炎性脑梗死以中青年人为多见。常在安静或睡眠中发病,部分病例有短暂性脑缺血发作前驱症状(如肢体麻木、无力等),局灶性体征多在发病后十余小时或1~2日达到高峰,临床表现取决于梗死灶的大小和部位。患者一般意识清楚,当发生基底动脉血栓或大面积脑梗死时,可出现意识障碍,甚至危及生命。

　　2. 不同脑血管闭塞的临床特点

　　(1)颈内动脉闭塞的表现:严重程度差异较大,主要取决于侧

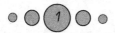

1

支循环状况。颈内动脉闭塞常发生在颈内动脉分叉后，30％～40％的病例可无症状。症状性闭塞可出现单眼一过性黑矇，偶见永久性失明（视网膜动脉缺血）或 Horner 征（颈上交感神经节后纤维受损）。远端大脑中动脉血液供应不良，非优势半球受累可有体象障碍和同向性偏盲等，优势半球受累可伴失语症，非优势半球受累可有体象障碍。体检可闻及颈动脉搏动减弱或闻及血管杂音。

（2）大脑中动脉闭塞的表现

①主干闭塞。导致三偏症状，即病灶对侧偏瘫（包括中枢性面舌瘫和肢体瘫痪）、偏身感觉障碍及偏盲，伴头、眼向病灶侧凝视，优势半球受累出现完全性失语症，非优势半球受累出现体象障碍，患者可以出现意识障碍。主干闭塞相对少见，仅占大脑中动脉闭塞的2％～5％。

②皮质上闭塞

●上部分支闭塞。导致病灶对侧面部、上下肢瘫痪和感觉缺失，但下肢瘫痪较上肢轻，而且足部不受累，头、眼向病灶侧凝视程度轻，伴 Broca 失语（优势半球）和体象障碍（非优势半球），通常不伴意识障碍。

●下部分支闭塞。较少单独出现，导致对侧同向性上 1/4 视野缺损，伴 Wernicke 失语（优势半球）和急性意识模糊状态（非优势半球），无偏瘫。

③深穿支闭塞。最常见的是纹状体内囊梗死，表现为对侧中枢性均等性轻偏瘫、对侧偏身感觉障碍，可伴对侧同向性偏瘫偏盲。优势半球病变出现皮质下失语，常为底节性失语，表现自发性言语受限，音量小，语调低，持续时间短暂。

（3）大脑前动脉闭塞的表现

①分出前交通动脉前主干闭塞。可因对侧动脉的侧支循环代偿不出现症状，但当双侧动脉起源于同一个大脑前动脉主干时，就

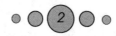

会造成双侧大脑半球的前、内侧梗死,导致截瘫、二便失禁、意识缺失、运动性失语综合征和额叶梗死导致人格改变等。

②前交通动脉后大脑前动脉远端闭塞。导致对侧的足和下肢的感觉运动障碍,而上肢和肩部的瘫痪轻,面部和手部不受累。感觉丧失主要是辨别觉丧失,而有时不出现。可以出现尿失禁(旁中央小叶受损)、淡漠、反应迟钝、欣快和缄默等(额极与胼胝体受损),对侧出现强握及吸吮反射和痉挛性强直(额叶受损)。

③皮质支闭塞。导致对侧中枢性下肢瘫,可伴感觉障碍(胼周和胼缘动脉闭塞);对侧肢体短暂性共济失调、强握反射及精神症状(眶动脉及额极动脉闭塞)。

④深穿支闭塞。导致对侧中枢性面舌瘫、上肢近端轻瘫。

(4)大脑后动脉闭塞的表现:主干闭塞症状取决于侧支循环。

①单侧皮质支闭塞。引起对侧同向性偏瘫,上部视野较下部视野受累常见,黄斑区视力不受累(黄斑区的视皮质代表区为大脑中、后动脉双重供应)。优势半球受累可出现失读(伴或不伴失写)、命名性失语、失认等。

②双侧皮质支闭塞。可导致完全型皮质盲,有时伴有不成形的视幻觉、记忆受损(累及颞叶)、不能识别熟悉面孔(面容失认症)等。

③大脑后动脉起始段的脚尖支闭塞。可引起中脑中央和下丘脑综合征,包括垂直性凝视麻痹、昏睡,甚至昏迷;旁正中动脉综合征,主要表现是同侧动眼神经麻痹和对侧偏瘫,即 Weber 综合征(病变位于中脑基底部,动眼神经和皮质脊髓束受累);同侧动眼神经麻痹和对侧共济失调、震颤,即 Claude 综合征(病变位于中脑被盖部,动眼神经和结合臂);同侧动眼神经麻痹和对侧不自主运动和震颤,即 Bendikt 综合征(病变位于中脑被盖部,动眼神经、红核和结合臂)。

④大脑后动脉深穿支闭塞。丘脑穿通动脉闭塞产生红核丘脑

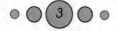

综合征,表现为病灶侧舞蹈样不自主运动、意向性震颤、小脑性共济失调和对侧偏身感觉障碍;丘脑膝状体动脉闭塞产生丘脑综合征(丘脑的感觉中继核团梗死),表现为对侧深感觉障碍、自发性疼痛、感觉过度、轻偏瘫、共济失调、手部痉挛和舞蹈-手足徐动症等。

(5)椎-基底动脉闭塞的表现:血栓性闭塞多发生于基底动脉中部,栓塞性通常发生在基底动脉尖。基底动脉或双侧椎动脉闭塞是危及生命的严重血管事件,引起脑干梗死,出现眩晕、呕吐、四肢瘫痪、共济失调、肺水肿、消化道出血、昏迷和高热等。脑桥病变出现针尖样瞳孔。

①闭锁综合征。基底动脉的脑桥支闭塞致双侧脑桥基底部梗死。

②脑桥腹外侧综合征。基底动脉短旋支闭塞,表现为同侧神经、展神经麻痹和对侧偏瘫。

③脑桥腹内侧综合征。基底动脉的旁中央支闭塞,同侧周围性面瘫、对侧偏瘫和双眼向病变同侧通向运动不能。

④基底动脉尖综合征。基底动脉间断分出小脑上动脉和大脑后动脉,闭塞后导致眼球运动障碍及瞳孔、觉醒和行为障碍,可伴有记忆力丧失、对侧偏盲或皮质盲。中老年梗死,突发意识障碍并较快恢复,出现瞳孔改变、动眼神经麻痹、垂直凝视麻痹,无明显运动和感觉障碍,影响到该综合征的可能,如有皮质盲或偏盲、严重记忆障碍更支持。CT 及 MRI 显示双侧丘脑、枕叶、颞叶和中脑多发病灶可确诊。

⑤延髓背外侧综合征。由小脑后下动脉或椎动脉供应延髓外侧的分支动脉闭塞所致。

3. 特殊类型的脑梗死

(1)大面积脑梗死:通常由颈内动脉主干、大脑中动脉主干闭塞或皮质支完全性梗死所致,表现为病灶对侧完全性偏瘫、偏身感觉障碍及向病灶对侧凝视麻痹。病程呈进行性加重,易出现明显

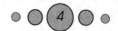

的脑水肿和颅内压增高征象，甚至发生脑疝死亡。

（2）分水岭脑梗死（CWSI）：是由相邻血管供应区交界处或分水岭区局部缺血导致，也称边缘带（border zone）脑梗死，多因血流动力学原因所致。典型病例发生于颈内动脉严重狭窄或闭塞伴血压降低时，亦可源于心源性或动脉源性栓塞。常呈梗死样发病，症状较轻，纠正病因后病情易得到有效控制。可分为以下类型。

①皮质前型。见大脑前、中动脉分水岭脑梗死，病灶位于额中回，可沿前后中央回上部带状走行，直达顶上小叶。表现以上肢为主的偏瘫及偏身感觉障碍，伴有情感障碍、强握反射和局灶性癫痫，主侧病变还可出现经皮质运动性失语。

②皮质后型。见于大脑中、后动脉或大脑前、中、后动脉皮质支分水岭区梗死，病灶位于顶、枕、颞交界区。常见偏盲，下象限盲为主，可有皮质性感觉障碍，无偏瘫或偏瘫较轻。约50%病例有情感淡漠、记忆力减退或 Gerstmann 综合征（优势半球角回受损）。优势半球侧病变出现经皮质感觉性失语，非优势半球侧病变可见体象障碍。

③皮质下型。见于大脑前、中、后动脉皮质支与深穿支分水岭区梗死或大脑前动脉回返支（Heubner 动脉）与大脑中动脉豆纹动脉分水岭区梗死，病灶位于大脑深部白质、壳核和尾状核等。表现为纯运动性轻偏瘫或感觉障碍、不自主运动等。

（3）出血性脑梗死：是由于脑梗死灶内的动脉自身滋养血管同时缺血，导致动脉血管壁损伤、坏死，在此基础上如果血管腔内血栓溶解或其侧支循环开放等原因使已损伤血管血流得到恢复，则血液会从破损的血管壁漏出，引发出血性脑梗死，常见于大面积脑梗死后。

（4）多发性脑梗死：指两个或两个以上不同供血系统血管闭塞引起的梗死，一般由反复多次发生脑梗死所致。

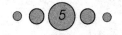

4. 脑血栓形成辅助检查

（1）血液检查和心电图检查：血液检查包括血常规、血流变、血生化（包括血脂、血糖、肾功能、电解质）。这些检查有利于发现脑梗死的危险因素，对鉴别诊断也有价值。

（2）神经影像学检查：可以直观显示脑梗死的范围、部位、血管分布、有无出血、病灶的新旧等。

①CT 检查。发病后应尽快进行 CT 检查，虽早期有时不能显示病灶，但对排除脑出血至关重要。多数病例发病 24 小时后逐渐显示低密度梗死灶，发病后 2～15 日可见均匀片状或楔形的明显低密度灶。大面积脑梗死有脑水肿和占位效应，出血性梗死呈混杂密度。病后 2～3 周为梗死吸收期，由于病灶水肿消失及吞噬细胞浸润可与正常周围脑组织等密度，CT 上难以分辨，称为"模糊效应"。增强扫描有诊断意义，梗死后 5～6 日出现增强现象，1～2 周最明显，约 90% 的梗死灶显示不均匀强化。头颅 CT 是最方便、快捷和常用的影像学检查手段，缺点是对脑干、小脑部位病灶及较小梗死灶分辨力较差。

②磁共振（MRI）检查。可清晰显示早期缺血性梗死及脑干、小脑梗死，静脉窦血栓形成等，梗死灶 T_1 呈低信号、T_2 呈高信号，出血性梗死时 T_1 相有高信号混杂。MRI 弥散加权成像可早期显示缺血病变（发病 2 小时内），为早期治疗提供重要信息。

③血管造影包括。数字减影血管造影（DSA）、CT 血管造影（CTA）和磁共振血管造影（MRA）。可以发现血管狭窄、闭塞及其他血管病变，如动脉炎、脑底异常血管网病、动脉瘤和动静脉畸形等，可以为梗死的血管内治疗提供依据。

（3）腰穿检查：仅在无条件进行 CT 检查，临床又难以区别脑梗死与脑出血时进行，一般脑血栓形成的患者脑脊液（CSF）压力、常规及生化检查正常，但据此仍不能诊断为脑梗死。

（4）彩色多普勒血流仪（TCD）：对评估颅内外血管狭窄、闭

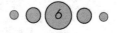

塞、痉挛或血管侧支循环建立情况有帮助,目前也有用于溶栓治疗监测。缺点为由于受血管周围软组织或颅骨干扰及操作人员技术水平影响,目前不能完全替代 DSA,只能用于高危患者筛查和定期血管病变监测,为进一步治疗提供依据。

(5)超声心动图检查:可发现心脏附壁血栓、心房黏液瘤和二尖瓣脱垂,对脑梗死不同类型间鉴别诊断有意义。

(二)脑栓塞的临床表现

脑栓塞是指各种栓子随血流进入颅内动脉使血管腔急性闭塞,引起相应供血区脑组织坏死及功能障碍,占脑梗死的 15%～20%。

1. 一般特点 脑栓塞可发生于任何年龄,以青壮年多见,多在活动中骤然发病,无前驱症状,局灶性神经体征在数秒至数分钟达到高峰,多表现为完全性梗死。大多数患者伴有风湿性心脏病、冠心病和严重心律失常等;或存在心脏手术、长骨骨折、血管内介入治疗等栓子来源病史。有些患者同时并发肺栓塞(气急、发绀、胸痛、咯血和胸膜摩擦音等)、肾栓塞(腰痛、血尿)、肠系膜栓塞(腹痛、便血等)和皮肤栓塞(出血点或淤血斑)等疾病表现。有无意识障碍取决于栓塞血管的大小和梗死的面积。

2. 血管栓塞的临床表现 不同部位血管栓塞会造成相应的血管闭塞综合征,详见脑血栓形成部分。与脑血栓形成相比,脑栓塞易导致多发性梗死,并容易复发和出血。病情波动大,病初严重,但因为血管的再通,部分病例临床症状可迅速缓解;有时因并发出血,临床症状可急剧恶化;有时因栓塞再发,稳定或一度好转的局灶性体征可再次加重。本病如因感染性栓子栓塞所致,并发颅内感染者,多病情危重。

3. 脑栓塞辅助检查

(1)CT 和 MRI 检查:可显示缺血性梗死或出血性梗死改变,合并出血性梗死高度支持脑栓塞诊断。CT 检查在发病后 24～48 小时可见病变部位呈低密度改变,发生出血性脑梗死时可见低密度梗死区出现 1 个或多个高密度影。磁共振血管造影(MRA)可发现颈动脉狭窄或闭塞。

(2)脑脊液检查:一般压力正常。压力增高提示大面积梗死,如非必要尽量避免行此项检查。出血性梗死脑脊液可呈血性或镜下红细胞;感染性脑栓塞如亚急性细菌性心内膜炎产生含细菌栓子,脑脊液中白细胞数明显增高,早期中性粒细胞为主,晚期淋巴细胞为主;脂肪栓塞脑脊液可见脂肪细胞。

(3)心电图检查:应常规检查,作为确定心肌梗死和心律失常的依据。脑栓塞作为心肌梗死首发症状并不少见,更需注意无症状性心肌梗死。超声心动图检查可证实是否存在心源性栓子,颈动脉超声检查可评价颈动脉管腔狭窄程度及动脉硬化斑块情况,对证实颈动脉源性栓塞有一定意义。

(三)腔隙性脑梗死的临床表现

腔隙性脑梗死是指大脑半球或脑干深部的小穿通动脉,在长期高血压基础上,血管壁发生病变,最终管腔闭塞,导致缺血性微梗死,缺血、坏死和液化的脑组织由吞噬细胞移走形成空腔,故称腔隙性脑梗死。主要累及脑的深部白质、基底节、丘脑和脑桥等部位,形成腔隙性梗死灶。部分病例的病灶位于脑的相对静息区,无明显的神经缺损症状,放射学检查或尸解时才得以证实,故称为静息性梗死或无症状性梗死。腔隙性脑梗死占全部脑梗死的 20%～30%。

1. 一般特点　本病多见于中老年患者,男性多于女性,50%

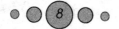

以上的病例有高血压病史,突然或逐渐起病,出现偏瘫或偏身感觉障碍等局灶症状。通常症状较轻、体征单一、预后较好,一般无头痛、颅内高压和意识障碍表现,许多患者并不出现临床症状,而由头颅影像学检查发现。

2. 常见的腔隙综合征 Fisher 根据临床和病理学资料,将本病归纳为 21 种临床综合征,其中常见的有以下 5 种。

(1) 纯运动性轻偏瘫(PMH):是最常见类型(约占 60%),病变多位于对侧内囊、放射冠或脑桥。表现为对侧面部及上下肢大体相同程度轻偏瘫,无感觉、视觉障碍和皮质功能障碍(如失语等);若为脑干病变,不出现眩晕、耳鸣、眼震、复视及小脑性共济失调等。常突然发病,数小时内进展,许多患者遗留受累肢体的笨拙或缓慢运动。

(2) 纯感觉性梗死(PSS):较常见。特点是偏身感觉缺失,可伴感觉异常,如麻木、烧灼或沉重感、刺痛、僵硬感等;病变主要位于对侧丘脑腹后外侧核。

(3) 共济失调性轻偏瘫(AH):病变对侧轻偏瘫伴小脑性共济失调,偏瘫下肢重于上肢(足踝部明显),面部最轻,共济失调不能用无力来解释,可伴锥体束征。病变位于脑桥基底部、内囊或皮质下白质。

(4) 构音障碍-手笨拙综合征(DCHS):约占 20%,起病突然,症状迅速达高峰,表现为构音障碍,吞咽困难,病变对侧中枢性面舌瘫、面瘫侧手无力和精细动作笨拙(书写时易发现),指鼻试验不准,轻度平衡障碍。病变位于脑桥基底部、内囊前肢及膝部。

(5) 感觉运动性梗死(SMS):以偏身感觉障碍起病,再出现轻偏瘫,病灶位于丘脑腹后核及邻近内囊后肢,是丘脑膝状体动脉分支或脉络膜后动脉丘脑支闭塞所致。腔隙状态是本病反复发作引起多发性腔隙性梗死,累及双侧皮质脊髓束和皮质脑干束,出现严重精神障碍、认知功能下降、假性延髓性麻痹、双侧锥体束征、类帕

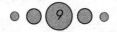

金森综合征和尿便失禁等。

3. 腔隙性脑梗死辅助检查

（1）CT：可见内囊基底节区、皮质下白质单个或多个圆形、卵圆形或长方形低密度灶，边界清晰，无占位效应。

（2）MRI：呈 T_1 低信号、T_2 高信号，可较 CT 更为清楚地显示腔隙性脑梗死病灶。

（3）脑脊液和脑电图：常无阳性发现。

（四）诊断与鉴别诊断

1. 诊断要点

（1）发病年龄较大。

（2）可能有前驱的短暂性脑缺血发作史（TIA）。

（3）常有脑动脉硬化史。

（4）伴有高血压、冠心病及糖尿病。

（5）安静休息状态下发病多，常在晨间睡醒后发现症状。

（6）症状常在几小时或较长时间内逐渐加重。

（7）有偏瘫、失语、感觉障碍等局灶性的脑功能缺损。

（8）意识常保持清晰，多无明显头痛、呕吐、意识障碍及脑膜刺激等全脑症状。

（9）脑脊液正常可以考虑本病。

（10）脑 CT 或 MRI 可明确诊断。

（11）年轻者应需进一步查找动脉炎等其他少见的病因。

2. 鉴别诊断

（1）脑出血：起病更急，意识障碍较重，常有头痛、呕吐及脑膜刺激征，血压常明显升高，脑脊液为血性，且压力增高，脑 CT 示脑内高密度区（表1）。

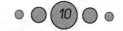

表 1　脑血管病变的鉴别诊断

临床鉴别要点	缺血性中风		出血性中风	
	脑血栓	脑栓塞	脑出血	蛛网膜下腔出血
发病年龄	老年(60 岁以上)	青壮年	中老年(50～60 岁)	不定
发病情况	安静、休息时	不定	活动、激动时	活动、激动时
发病缓急	较缓(小时、日)	最急(秒、分)	急(分、小时)	急(分)
头痛(意识清时)和呕吐	多无	多无	常有,早期呕吐	剧烈头痛
意识障碍	多无或较轻	多无或较轻	常有,进行性加重	无或有谵妄
局灶体征(偏瘫、失语、颅神经麻痹等)	明显,常成为患者主诉	明显,常成为患者主诉	常有,但患者意识不清,不能诉述或不易检查	常无,或偶有轻偏瘫及动眼神经麻痹
脑膜刺激征	多无	多无	偶有	明显
TIA 史	多见	无	少见	无
高血压病史	有或无	无	常见	无
常见病因	动脉粥样硬化	心脏病、瓣膜病	高血压	动脉瘤或脑动静脉畸形破裂
CT	脑内低密度区	脑内低密度区	脑内高密度区	蛛网膜下腔或脑室内高密度区
MRI	TW_1 低信号区	TW_1 低信号区	TW_1 脑内高信号区	TW_1 蛛网膜下腔或脑室内高信号区
	TW_2 稍高信号区	TW_2 稍高信号区	TW_2 脑内高信号区	
DSA	可见阻塞的血管	可见阻塞的血管	可见破裂的血管	可见脑动静脉畸形或动脉瘤

（2）颅内占位性病变：起病缓慢，逐渐发展，眼底有视盘水肿，老年患者应注意有无转移颅内肿瘤或硬膜下血肿，需行 CT 等特殊辅助检查进一步鉴别。

（3）局限性癫痫：每次发作时间短，以抽搐为主要表现，亦可有感觉性发作，常自一处按皮质的功能区扩展，多为症状性。可能查到脑部器质性病灶，可伴神经系统其他体征。脑电图可发现局部脑波异常。

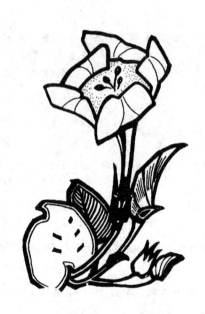

二、日常生活宜忌

（一）日常生活调养

1. 急性和亚急性期对作业治疗性训练的选择 在日常生活中的活动训练,脑梗死急性期的康复训练通常是物理治疗和作业治疗密切结合的。作业治疗的训练从早期床上生活自理活动的训练开始,如床上的翻身、起坐、进食、洗漱、大小便等训练。由于患侧运动功能这时还没有恢复,因此需要训练单侧健手的操作并使患手处于有利的恢复状态。例如,进食训练,要使患者学会单侧健手操作进食,有单侧视觉忽略的患者容易丢掉左侧的食物,需要同时训练认知功能;有吞咽障碍的患者要同时进行评价和进行吞咽的功能训练,确有问题的要及时放置鼻饲管等。与此同时,要处理患侧上肢,如处理肩关节半脱位,需要摆放正确的上肢姿势、卧位的自助伸肌训练、利用易化技术进行功能恢复性训练、必要时使用吊带和支具、装具等。总之,要使患者尽可能地做到部分或全部床上生活自理。

当由床上卧位转为坐位后,坐位平衡的训练十分重要。床边的许多作业性活动要求 2～3 级的坐位平衡功能,如在床边训练穿衣是个重要的作业训练。利用一只健手完成穿上下衣的活动显得十分困难。作业治疗师需要仔细分析各式衣物的穿着特点,在仔细地判定平衡能力后才能教会患者依靠自己完成穿着上下衣的活动。在坐位状态下,将患侧上肢伸展于桌面或采用 Bobath 肢位而用健侧上肢做各种操作训练是最常用的训练方法,尤其在有单侧视觉忽略症时。床边坐位与轮椅坐位的互相移行也是这个时期作业性训练的重要内容。几乎所有的日常生活中的活动训练都可以在这时进行。

从坐位到站立位的训练也是物理治疗和作业治疗密切结合的。在立位下做日常生活活动训练也首先需要良好的站立位平衡能力。在患侧上肢,特别是手的功能尚未恢复的情况下,多在站立位采用上肢 Bobath 反射性抑制肢位下的单侧健手操作训练。床上训练的终点是患者可以站立(最好是无依靠的,但也可以是在步行器和拐杖辅助下)和恢复良好的立位平衡能力。如果患者的上下肢均有完全性瘫痪时,因为下肢的运动功能常较上肢恢复得好一些,所以当床上训练结束时,上肢功能的恢复可能还较差,手指的分离运动大多还不能进行,因而患侧上肢的功能性活动还不能完成。

在下肢运动能力的训练上,功能性的平衡训练最为重要。坐在平衡训练球或滚筒上,站在平衡板上,在站立位下做各种姿势变化的作业活动、步行训练、上下台阶、做可以承受的娱乐性活动等,应与生活自理性活动(如进食、洗漱、穿衣、如厕、洗澡等)密切结合成一个整体的作业治疗计划。作业治疗还要与矫形支具师一起根据患者的需要设计制造和装配下肢矫形器、支具装具。

在上肢运动能力的训练上,结合物理治疗对抗肌共同运动模式的训练,作业治疗侧重上肢的持重训练、利用重力和减重的上肢训练,尤其要重视手的分离性活动训练。手指的分离性活动是手的实用功能的基础,也是上肢功能恢复的重要指标。利用圆锥体和手法训练伸指,利用功能性活动(如各种键盘、绳索编织、叠纸作业、插件作业等),利用模型材料(如橡皮泥、陶瓷制作等),都有利于手指的分离运动训练。必要时,作业治疗也参与根据患者的需要设计制造和装配上肢矫形器、支具装具。当患侧上肢和手不可能恢复为"实用手",甚至不可能"辅助手"时,作业治疗应当训练患者的代偿或补偿技术(如健侧单手操作技术、健手肌力和生活技巧训练、巧妙利用患侧恢复的部分功能等)。按一般的资料统计,存在上肢瘫痪的患者,在 3 个月内功能恢复到"实用手"的不足30%,但临床观察也确有少数患者手功能的恢复需要更长的时间。然而,无论如何,直到目前为止,在上下肢均完全瘫痪的患者中,通常下肢功能的恢复是早于和优于上肢的。由于生活自理性活动中生活自理活动主要与上肢和手的功能相关,而且在脑梗死康复效果的评价中生活自理性所占的比重最大,所以作业治疗在偏瘫的康复中占有越来越重要的地位。这样看来,目前在有的国家和康复机构中,作业治疗的规模已超过了物理治疗也就不难理解了。

(1)选择性作业活动训练:作业治疗师为了针对患者的特殊问题,常常需要特别地选择一种或几种作业活动进行训练。例如,相当多的患者手功能停滞在(0 级,没有肌肉收缩;1 级,可触及肌肉收缩,但无关节活动;2 级,有关节活动,但不能抗重力;3 级,有关节活动,并且能抵抗重力;4 级,能抵抗一定阻力,但不如健侧;5级,正常肌力)3 级上,手指能握拳但不能伸开。这除了有伸肌无力的因素外,主要是屈肌的痉挛造成的。作业治疗师除了选择上肢 Bobath 反射抑制肢位进行训练外,还常常与矫形支具师一起设计和制作腕和手的支具、装具和矫形器来对抗屈肌的痉挛。当屈肌痉挛基本解除后,必须进行分指训练。这时,需要选择诸如键盘训练、绳索编织等作业活动,以便把手指的协调动作训练出来。由于几乎没有完全一样的脑梗死患者,所以根据当时的病情个体化的选择作业项目,应该是作业治疗师的基本功。只有患者的活动能力一步步的提高,才能说明选择的作业活动是恰当的。

(2)家务活动训练:对于大多数脑梗死患者来说,除了日常生活活动之外,还希望能从事一些家务活动,如卧室整理、室内清洁卫生、洗衣、做饭等,还有作为休闲活动的种花养草、养鱼和宠物等。个别独立生活的人,还希望能乘车外出、购物、访亲问友、参与各种社会活动。这些活动的意义不仅是生活活动的需要,还是生理和社会参与的需要,是患者生活质量提高的需要。作业治疗师应当尽可能地训练患者(特别是患侧上肢功能未恢复者)实施或完成这些家务活动。

(3)职业技巧训练:对于在工作年龄的患者,恢复有报酬的职业活动是至关重要的。由于技术的进步,现在有许多职业并不需要很多体力或精巧的动作,如办公室的工作、操作计算机进行设计的工作等。如果能恢复患者原来的工作有难度或危险,那么作业治疗师应当分析患者的能力和一些职业的活动特点,回答患者的就业咨询,并进行变动职业技巧的训练,为其职业的变更创造条件,并与社会工作者(或原工作单位、职业介绍单位、残疾人联合会、街道居委会和村委会等)共同努力,设法安排患者的职业。应当说,对于中青年脑梗死患者来讲,这才是康复最令人信服的效果。

(4)智能、认识和知觉功能训练:作业治疗技术的另一个重要的部分是智能和认知功能的训练。严重的或反复发作的脑梗死患者最后的结局常常是痴呆。因为患者不能集中注意力、严重的记忆障碍、严重的体象障碍、严重的半侧忽略症等,可能会使整个康复训练不得不停下来。而严重的行为异常(如定向障碍、判断和洞察力障碍等)也都会使功能性活动(包括身体活动和心理社会活动)变得不可能或有危险。由于左额叶损伤易产生抑郁,右侧顶枕叶损伤易产生知觉功能障碍,右侧半球损害易产生情感障碍。因此,作业治疗师还必须及时给予评定并给予康复处理,如对于视觉单侧忽略症,作业治疗师应当训练患者从屏幕的一端看到另一端;反复加大左侧的刺激以引起患者的注意;把各种环境刺激都尽可能置于左侧等。相关的康复治疗措施请参考并发症血管性痴呆。

(5)问题及愿意活动训练:适当的文体娱乐及园艺活动除可以恢复身体的运动功能外,对患者的心理状态和社会的参与能力帮助极大。作业治疗师也应当训练脑梗死患者尽可能实施和完成这

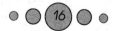

些活动。在康复机构中组织患者集体活动是一个相当有效的方法,有时会在这类活动中产生意想不到的效果。

(6)居住和工作环境改造:在脑梗死患者出院回家之后,由于仍可能存在程度不同的与功能障碍和环境条件的不同,许多在康复机构中训练过的功能在家中就不能完成或不易完成。在家中,厕所可能是蹲便式的,患者不能大便。作业治疗师应当建议和帮助患者将大便器改造为坐便式,并在两侧加装扶手,那么患者的大小便就可能自理了。把家中的台阶去除或改成坡道将有利于行走,将一些厨具改造可能会有利于单侧健手操作和进食,将衣裤做得肥大些有利于穿脱,将系扣或鞋带改为尼龙搭扣使之易于单手操作……同样对工作环境进行改造以利于完成操作等,也都是作业治疗师的责任。

(7)轮椅处方:对于不能行走或还需要轮椅的患者,作业治疗师有责任根据患者的特殊要求开出轮椅处方,以满足患者日常生活的需要。

2. 脑梗死患者的家庭护理

(1)预防压疮的发生:压疮是长期卧床患者最常见的症状,是因机体受到长时间压力所造成的皮肤组织的损伤。皮肤所受到的压力、剪应力、摩擦、大小便失禁、营养差、潮湿和化学品刺激等均是形成压疮的因素。有效的预防方法是减压,故要及时改变患者的体位,尤其是发病初期的患者,由于肢体无法活动,更要做到每 2 小时被动翻身 1 次,保持皮肤洁净,保证营养,必要时及时看医生。

(2)进食的注意事项:坐位是人们进食的经常性体位,一旦患者有了一定的坐起能力,就应该坐起来进食。卧位进食为非正常体位,而且影响康复。可在进食的小餐桌上放一块防滑板,将餐具放在上面,患侧上肢伸展平放在餐桌上,防止患侧上肢下垂,用健手进食。座椅可使用轮椅或类似椅子。喂饭是错误的观点,要鼓励患者尽可能独立进食。需要喂食且不能坐起时,选择进食体位。

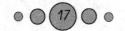

17

①一般患者。取坐位进食,可对进食所用餐具进行相应改造,如使用有碟铛的盘,防止食物撒到外面,盘子底部加防滑垫或者使用可固定餐具的木板,防止餐具的滑动和脱落,使用经过改制的勺、筷子等便于进食。若患者处于卧床期,应让患者将食物送入口腔后部。

②吞咽障碍者进食。脑梗死后,支配面部咀嚼肌、舌、咽喉、会厌部肌肉运动神经受累,出现运动障碍,导致吞咽运动功能障碍,分为口腔期、咽喉期、食管期。吞咽障碍,应进行针对吞咽障碍的训练。

对急性期患者,可留置胃管补充每日营养、电解质等。可在有经验的医护人员指导下,用训练尽早拔除胃管。

●吞咽体操。用鼻子吸气用口呼气;上提双肩,双肩下垂;向两侧转颈及左右倾斜;双上肢上举提升躯干及向两侧弯曲;鼓腮及缩腮;舌外伸左右活动;舌前伸后退运动;张口吸气;发"啪啪"声。

●吞咽训练。在家中用冷开水自制冰块,刺激口腔两侧黏膜、舌根和咽部,然后咽下,每日1次,逐渐增加至每日2~3次。通过寒冷刺激可诱发吞咽反射。

●吞咽食物训练。选择半坐卧位进食体位较好,如躯干与床呈45°左右半坐位,患侧肩部可用枕头垫起,家属站在患者患侧喂食物。有吞咽障碍的患者不能用吸管从患侧饮水,以防发生呛咳而导致肺部感染。患者进食应缓慢,家属在旁不能催促,进食完毕后要检查口腔内有无残留物,并漱口保持口腔内清洁。

●食物准备。磨烂的固体食物易吞咽,普通正常食物最难吞咽,糊状液体食物不易吸入气管,稀液体食物易进入气管。故准备进食食物顺序可按磨烂食物加糊状食物,再过渡到剁碎食物加浓液体食物,最后到正常食物加稀液体食物。

(3)洗脸、洗手、刷牙和剪指甲注意事项

①洗脸。用脸盆或洗手池盛水,用健手持毛巾擦脸。然后利

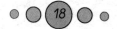

用水龙头拧干毛巾擦脸。使用轮椅的患者,所用的洗脸池高度应在 70～80 厘米,其下方应有足够的空间。

②洗手。洗健手时,可将改造后的细毛刷(毛刷背面加两个吸盘)吸在洗手池壁上,健手在毛刷上来回刷洗。擦健手时,可利用患侧上肢弯曲的前臂和腹部夹住干毛巾,可在毛巾上来回擦拭。

③刷牙。如果患手有少许功能,可利用患手持牙刷,健手挤牙膏,然后用健手刷牙。如果患手功能完全丧失,可用健手单独完成。刷洗义齿可参照洗手方法进行。可对牙刷手柄予以改造,或使用电动牙刷。

④剪指甲。对普通大指甲刀加以改造,在其底部和按柄上各加一块木片,由患手利用整个手掌向下按压木片,带动指甲刀柄向下压,剪断指甲。或用健脚压指甲刀柄来剪健手指甲。

(4)穿、脱上装的注意事项

①套头衫的穿法。患者取坐位。将套头衫平铺于自己的双膝之上(正面朝下、背面朝上、衣襟靠近身体、领口位于膝部),用健手抓住衣襟部,将患侧上肢从袖口穿出,健侧上肢穿过袖口,然后将双侧袖口拉至肘部以上,健手抓住衣服背后身,颈部前屈,将领口自头部穿过,用健手拉平衣服的各个部分。另外,如果患者患侧上肢功能较好,就应该尽可能地做双手配合动作,多利用患手。

②前开衫的穿法。患者取坐位,将衣服铺于双膝上,用健手抓住衣领及肩部,将患侧上肢自袖口穿过,健手沿衣领将衣服从体后绕地。健侧上肢自袖口穿过,用健手将衣服各部整理平整,系纽扣或拉链、尼龙搭扣等。

③套头衫的脱法。采用与套头衫穿法相反的动作步骤即可。

④前开衫的脱法。先将患侧衣服肩部退于肘部以下,自肩部脱下健侧的衣服,最后自肘部脱下衣服。

(5)穿、脱下装的注意事项

①坐于椅子上的穿裤子方法。患者取椅坐位。双下肢交叉,

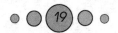

将患侧下肢搭在健侧下肢上,用健手将裤腿穿过患侧下肢,并拉至膝部,放下患肢,将另一则裤腿穿过健侧下肢,起立,将裤子提至腰部,最后用健手系纽扣或者挂钩。可以在患侧足下铺垫防滑垫,以达到加强立位稳定性的作用。穿裤子时,要求患者具有良好的立位平衡能力。

②坐于床上或垫子上的穿裤子方法。患者在床上或垫上取长坐位。用健手将裤腿自患侧下肢穿过,并拉至膝部上方,健侧下肢自裤腿穿出,取仰卧位,用健手拉起裤子,在双侧骨盆交替抬离床面的时候,逐渐将裤子提至腰部,最后系纽扣、拉拉链、系皮带。此种方法可为立位平衡能力较差的患者所采用。

③裤子的脱法。采取与穿法相反的动作步骤即可。

(6)穿、脱袜子、鞋的注意事项

①患者取椅坐位。双下肢交叉,患侧下肢搭在健侧下肢上面,用健手穿鞋或穿袜子。

②患者坐在床上或垫子上,将双下肢屈曲,用健手穿脱鞋袜。应为患者选择宽松的服装,最好为前开式。也可将纽扣改成挂钩、拉锁或尼龙搭扣。穿、脱衣训练最主要的目的在于找出适合于患者的更衣操作程序。

(7)入浴清洁的注意事项:可根据患者的功能情况及个人习惯,选择淋浴或盆浴。

①选择淋浴的患者,可以使用特制的木制或塑料制椅子,直接坐在椅子上淋浴;选择盆浴的患者,出入浴缸时困难较大,需要有人辅助,而且在墙壁上应安装固定扶手,便于患者使用;还有一种方法是在浴缸的一侧,铺放一块结实的木板,患者坐于上面,再利用扶手支撑,分别将双下肢移入浴缸。

②对洗澡用具的改制也十分必要,可在普通的刷子上固定一个长柄,使患者便于清洗后背部,或在毛巾(或搓澡巾)的一侧固定一个用布带子制成的环,洗澡时将环套在患手腕部,患手置于后腰

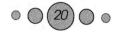

部,这样只需要健手的上下用力,就可以轻松地清洗后背,浴巾可利用健手及患侧腋窝来拧干。

(8)如厕时的注意事项:乘轮椅的患者独立完成如厕动作由以下几个动作群构成。

①从床至厕所及厕所至床的移动。这个过程由床至轮椅或轮椅至床的转移动作,和驱动轮椅的动作两部分构成。

●准备姿势和动作。头微后仰,上身挺起,两臂拉后,手肘屈曲,手指紧握轮环,拇指按在轮胎上。开始时,轻轻向后拉起,接着急猛地向前推,小轮便会离地。

●保持平衡。轮椅前倾时,后仰上身,推前轮环。轮椅后退时,前倾上身,拉后轮环。

②轮椅至便器及便器至轮椅的移动动作。常用的方法有 2 种,可以根据患者的功能情况及厕所的环境来选择一种更好、更方便的方法。

●驱动轮椅,直对便器停住,拉紧手刹;手扶轮椅扶手或按照坐位——立位的起立方法站起;健手把住轮椅扶手,以健侧下肢为中心旋转身体;坐向便器。

●驱动轮椅,斜对便器停住,拉紧手刹;健手扶住固定于墙壁的垂直扶手起立;以健侧下肢为中心旋转身体;坐向便器。

③排尿和排便前后的穿脱裤子动作。立位平衡较差的患者需要他人辅助,或者将身体倚靠在固定于墙壁上的扶手后,健侧手在身体后从左、右侧反复上提或下退。在患者对动作掌握不充分时,必须有辅助者保护,以确保安全。

④排便后的清洁处理

●取卫生纸。首先,卫生纸应固定在患者健手可以触到的位置,撕纸时用中指和无名指按住纸架上的挡板,用拇指和食指捏住卫生纸一点一点撕开,此动作反复练习几次一般均可做到。

●擦拭。指示患者在擦拭时,臀部略向前移动,躯干略微前

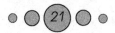
21

倾,然后用健手擦拭即可。

●冲水。目前,便器冲水的开关种类有很多,安装的位置也不尽相同,原则上应该选择既便于操作又无需费很大力量的型号,并且注意安装在患者健手可以够到的位置。

(9)使用床边便器时的注意事项:对于不使用轮椅而又行走不便的患者,可以使用床边便器。将便器置于患者健侧床尾一侧,指示患者手扶床栏坐起后,用健手掀开床边便器盖子,然后退下内裤,用健手扶住床栏起立,旋转身体背向便器坐下,排便。完成排便后,用相反的动作返回床上。

(二)日常生活禁忌

1. 注意饮食调理,避免高脂肪、高胆固醇、高糖、高钠饮食的摄入。并控制体重。

2. 戒烟。吸烟可引起小动脉痉挛,减少脑血流量,加速动脉硬化。禁酒,大量饮酒能促使血压上升,还可造成心肌收缩力降低,损害心脑血管。

3. 急性期不宜过度劳累或活动过度,避免肢体或关节受损。

4. 避免上呼吸道或泌尿道感染。

5. 防止压疮的发生。

三、饮食宜忌

(一) 饮食宜进

1. 饮食宜进原则

(1)富含植物蛋白的食物:应多食植物性蛋白质,特别是豆类蛋白质。豆类植物固醇较多,有利于胆酸的排除,使胆固醇的合成减少。可防止动脉硬化的形成。

(2)含微量元素的食物:有些微量元素,如锰、镁、铬、矾等对血管有益,应注意摄入。

(3)食新鲜水果和蔬菜:可使人体获得丰富的维生素、无机盐和纤维素。纤维素可减低胆固醇的生成,有助于人体对食物的消化、吸收。

(4)橄榄油:因其含有单链不饱和脂肪酸。

(5)含水溶性纤维素的食物:因可降低人体中的胆固醇含量,对于防止脑梗死有非常重要的意义。柠檬、大麦、燕麦和豌豆等,其中以燕麦和大麦中的含量最高。

(6)含铜的食物:微量元素铜的充分供应可明显减少脑动脉硬化的发病。含铜丰富的食物有牡蛎、向日葵子、核桃仁和果仁等。

2. 宜吃的食物

(1)葡萄:葡萄汁与葡萄酒都含有白藜芦醇,是降低胆固醇的天然物质。动物实验也证明,它能使胆固醇降低,抑制血小板聚集,所以葡萄是高脂血症患者最好的食品之一。

(2)香蕉:营养高、热能低,含有称为智慧之盐的磷,又有丰富的蛋白质、糖、钾、维生素 A 和维生素 C,同时纤维素也多,堪称相

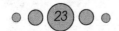

当好的食品。香蕉可以预防中风和高血压,起到降血压,保护血管的作用。美国科学家研究证实:连续1周每天吃香蕉2根,可使血压降低10%。如果每天吃5根香蕉,其降压效果相当于降压药日服用量产生效果的50%,香蕉还是减肥者的首选。

(3)菠萝:菠萝含有菠萝朊酶,能分解蛋白质。菠萝朊酶还有溶解阻塞于组织中的纤维蛋白和血凝块的作用,能改善局部的血液循环。适当食用对肾炎、高血压病患者和中风患者有益。

(4)杏仁:杏仁含有大量的单不饱和脂肪酸,可以降低血液中低密度胆固醇的量,提高血液中的高密度胆固醇的量。但杏仁热能高,应该减少其他油脂类食物的摄取。

(5)豆制品:包括豆浆、豆腐等豆制品。现代营养学研究证明,豆制品不仅含有丰富的营养,还有降低血脂的作用。

(6)大蒜:含有蒜素和硒等无机盐,具有舒张血管、化解血小板过度聚集的功效,能降低血液黏稠度,减少血液中胆固醇和防止血栓形成,并有阻止胆固醇生物合成及抗氧化的作用,有助于增加高密度胆固醇。有报道指出,每天服用大蒜粉或大蒜精及坚持吃大蒜,不但血清总胆固醇会降低,血压也会降低。

(7)洋葱:含前列腺素A,有扩血管、降血压作用;还含有机硫化合物及少量含硫氨基酸,可预防动脉硬化,具有促进血凝块溶解,降低血脂,扩张冠状动脉和增加外周血管血流量的作用。国外学者研究认为,中老年人多吃洋葱,可以防止高脂血症、动脉硬化、脑血栓、冠心病的发生和发展。

(8)牛奶:含有丰富的乳清酸和钙质,既能抑制胆固醇沉积于动脉血管壁,又能抑制人体内胆固醇合成酶的活性,可降低血清中胆固醇的浓度;牛奶中还有大量的钙质,也能减少胆固醇的吸收。

(9)生姜:含有一种含油树脂,具有明显的降血脂和降胆固醇的作用。动物实验证明,姜可抑制肠道对胆固醇的吸收,使血液中胆固醇含量降低。

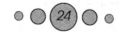

（10）红薯：可供给人体大量的胶原和粘多糖类物质，可保持动脉血管的弹性。

（11）赤小豆：含亚油酸、皂苷、豆固醇等，可有效降低血清胆固醇。所含纤维素还可使糖分的吸收减少，既能减轻空腹感，又可消脂减肥。

（12）绿豆：古称植豆。含丰富的糖类、蛋白质，多种维生素和无机盐。每 100 克中含蛋白质 23.7 克、脂肪 0.8 克、糖类 60.7 克、钙 86 毫克、磷 386 毫克、铁 6.8 克、硫胺素 0.48 毫克、核黄素 0.16 毫克、烟酸 2.1 毫克、胡萝卜素 0.22 毫克。绿豆蛋白质中赖氨酸含量较高，含硫氨基酸较低；糖类主要是淀粉，可用作食品工业时重要原料。特别适合制粉丝。绿豆可制成豆沙或做糕点，也可做绿豆粥、饭等。中医认为，绿豆味甘，性寒，有明显的清热解毒、清暑利水等功用。在盛夏酷热之季，以绿豆汤当茶饮，有良好的消暑解热作用。如熬夜上了火，咽喉肿痛，大便燥结，饮绿豆汤也有显著疗效。有些高血压患者中医辨证属于虚火旺盛型者，用绿豆汤或其他绿豆制品进行食疗，不仅没有不良反应，对调节机体内环境平衡有良好作用。因此，高血压患者宜经常食用一些绿豆制品，特别是在夏天尤为适宜。临床观察发现，高脂血症患者每日进食 50 克绿豆或蚕豆，血清胆固醇下降率达 70％，而三酰甘油变化不大。食用绿豆几乎没有不良反应，既可以补充蛋白质，又可减少饥饿感，特别适用于高脂血症伴有肥胖或糖尿病的患者食用。

（13）山楂：又叫胭脂果、山里红。每 100 克山楂果肉中，含维生素 C 89 毫克（在水果中其维生素 C 含量仅次于鲜枣、猕猴桃而居第三位）含钙 85 毫克（在鲜果中也名列前茅）。此外，还含有铁、烟酸及蛋白质、脂肪、糖类等营养素。山楂不仅酸甜味美，能促进消化液的分泌，增进食欲，帮助消化，还有多种医疗价值。如散瘀、消积、化痰、解毒、活血、提神、清胃、醒脑等功效。现代医学药理研究证明，山楂具有加强和调节心肌，增大心室、心房运动振幅和冠状血管血流量,防止由于电解质不均衡而起的心律失常,以及降低胆固醇、降压、利尿和镇静等作用,所以成为防治心、脑血管疾病的良药。山楂的许多制剂都具有明显的降脂作用,对降低胆固醇和三酰甘油均有一定效果,是降脂复方中最常用的药物之一。山楂可以明显增进食欲,这对体重已经超重的老年人来说不是期望的结果。所以,对于肥胖或胃酸过多的老年人不宜多吃山楂,但可以食用山楂的果实或叶子提取的总黄酮制剂。山楂叶、毛冬青叶适量,水煎,常服有降胆固醇和降脂作用。

(14)香菇:又名冬菇,是一种优质食用菌。以肉厚、气香为上品。可清炖或油炒,味鲜美可口。香菇含有丰富的蛋白质、无机盐和维生素。每 100 克中含蛋白质 16.2 克、脂肪 1.8 克、糖类 60.2 克、钙 76 毫克、磷 280 毫克、铁 8.9 毫克、硫胺素 0.16 毫克、核黄素 1.59 毫克、烟酸 23.4 毫克。此外,还含有多种游离氨基酸、乙酰胺、胆碱、腺嘌呤、麦角甾醇、海藻糖、香草太生及微量三甲胺等物质,脂肪中含不饱和脂肪酸较多,这些物质与降血脂作用有关。中医认为,香菇味甘,性平,有益气补虚、健胃、透疹等功效,可用于食欲缺乏、吐泻乏力、小便淋浊、痘疹不出等症。近年来研究发现,香菇还有降血压、消食去脂、抗病毒、抗癌等作用。现代医学认为,香菇中所含的纤维素能促进胃肠蠕动,防止便秘,减少肠道对胆固醇的吸收;香菇中含有的香菇嘌呤等核酸物质,能促进胆固醇分解与排泄,从而防止血脂升高;香菇中的香蕈太生有较好的降脂作用,连续服用能降低总胆固醇及三酰甘油。另外,香菇中的多糖有较强的抗肿瘤作用。临床观察,对患有高脂血症动脉硬化的患者服用炒鲜香菇(鲜香菇 90 克,用少量植物油烹炒)或香菇降脂汤(鲜香菇 90 克,煮汤),有明显降脂作用。

(15)芹菜:分水芹和旱芹两种。生于沼泽处的称水芹,生于旱地的称旱芹。旱芹香气浓郁、药用甚佳,故又称香芹、药芹。芹菜按叶柄颜色还可分青芹和白芹。青芹叶柄细长,浅绿色香味浓,品质好;白芹叶柄宽厚,色白,香味淡。芹菜植株不同部位的营养素含量也不尽相同。茎部每100克含蛋白质2.2克、脂肪0.3克、糖类1.9克、钙160毫克、磷61毫克、铁8.5毫克、胡萝卜素0.11毫克、硫胺素0.03毫克、核黄素0.04毫克、烟酸0.3毫克、抗坏血酸6毫克。叶部的蛋白质、糖类、胡萝卜素及抗坏血酸含量明显高于茎部,每100克的含量依次为3.2克、3.8克、3.12毫克和29毫克;但钙、磷、铁的含量相对较低,每100克中的含量依次为61毫克、21毫克和0.4毫克。中医认为,芹菜味甘苦,性凉,有平肝清热、祛风利湿、醒脑健神、润肺止咳等功效。可用于治疗高血压和血管硬化。现代医学研究发现,芹菜含有丰富的生物类黄酮,能降低毛细血管的通透性,因此具有降低血压的作用。用鲜芹菜捣汁加白糖饮用,对高血压有明显的防治作用。值得指出的是,通常人们只是食用它的叶梗,把叶片和根都弃掉了。其实,作为防治高血压的膳食,最好将根、茎、叶一起洗净全用,或者叶、茎当蔬菜食用,根部洗净后加马蹄放入沙锅炖水饮。经常食用有降压、安神、镇静的功效。

(16)茄子。又名昆仑瓜,古名落苏。按形状不同可分为圆茄、灯泡茄和线茄。圆茄为圆球形,皮黑紫色,有光泽,果肉浅绿或白色,肉质致密而细嫩,做烧茄子最好,凉拌次之;灯泡茄果形似灯泡,皮黑紫,果肉浅绿而白色,肉质略松,含籽少,凉拌较好;线茄果形细长,略弯曲,皮较薄,深紫色或黑紫色,果肉浅绿或白色,肉质细嫩松软,含籽少,烧拌皆宜。茄子每100克含蛋白质2.3克、脂肪0.1克、糖类3.1克、钙22毫克、磷31毫克、铁0.4毫克、胡萝卜素0.04毫克、硫胺素0.03毫克、核黄素0.04毫克、烟酸0.5毫克、抗坏血酸3毫克。紫茄皮中还含有丰富的生育酚(即维生素E)和生物类黄酮(维生素P)。果肉组织中因含有生物碱而带有涩味,不宜生吃。除作蔬菜外,也可制成茄干、茄酱或腌渍茄。中医认为,茄子味甘,性寒,有散血瘀、消肿止痛、清热、祛风通络、止血等功效。近来研究发现,茄子所含的生物类黄酮(维生素 P)具有降低毛细血管脆性、防止出血、降低血中胆固醇浓度和降压作用。高血压、动脉硬化症、咯血、紫斑症及坏血病患者吃茄子有益,有辅助治疗作用。

(17)胡萝卜:又名金笋、丁香萝卜。据测定,每 100 胡萝卜中含蛋白质 0.9 克、脂肪 0.3 克、糖类 7.9 克、钙 65 毫克、磷 20 毫克、铁 0.4 毫克、抗坏血酸 12 毫克。其胡萝卜素的含量最为丰富,为 4.81 毫克,是土豆、芹菜、苹果、柑橘的数倍。胡萝卜素在人体小肠受酶的作用转变为维生素 A。维生素 A 具有维护上皮细胞的正常功能,防治呼吸道感染,促进人体生长发育,参与视紫红质合成等重要生理功能。胡萝卜的颜色越深所含的胡萝卜素越高。胡萝卜不仅具有以上营养价值,还具有较好的医疗保健作用,如保护视力、助消化、提高免疫力、防癌抗癌等。现代医学还发现,胡萝卜中含有槲皮素,山柰酚等物质,是组成生物类黄酮(维生素 P)有关的物质,具有促进维生素 C 的作用和改善微血管的功能,能增加冠状动脉血流量,降低血脂,促进肾上腺素的合成,因而有降低血压、强心等效果。用石油醚提取物质又有明显地降低血糖作用。由此可见,胡萝卜具有诸多的营养和医疗保健作用。但吃胡萝卜时,应注意炒熟再吃,生吃或煮吃,不利于胡萝卜素的吸收。

(18)荠菜:又名地菜、地菜花、芨菜、清明草、护生菜等。荠菜自古以来,一直被人们称之为野菜中的珍品,早在春秋时期的《诗经》上;就有"其甘如荠"的吟咏;辛弃疾也有"城中桃李愁风雨,春在溪头荠菜花"的诗句。荠菜作为千种野菜之一能受到称颂,主要是因为它富含丰富的营养素和具有的医疗保健作用。据测定,每100 克荠菜中约含蛋白质 4.3 克、糖类 4.8 克、脂肪 0.3 克、粗纤维 1.1 克、钙 420 毫克以及胡萝卜素、维生素 C 和铁、钾、锰、镁等元素;还含有黄酮苷、胆碱、乙酰胆碱等活性物质;其籽含有脂肪及微量芥子油、胆碱等。中医认为,荠菜味甘,性平,无毒,具有和脾、利水、明目、健胃、解毒功效,而且连花带果均可入药。对治疗高血压、眼底出血、牙龈出血以及肾炎水肿等均有一定疗效。现代药理学研究进一步证实,荠菜含有较丰富的胆碱、乙酰胆碱、荠菜酸钾等成分,具有降低血压的功能,所含的黄酮素、芸香苷等有扩张冠状动脉的作用。因此,荠菜可列为高血压、冠心病患者的保健食品。凡高血压、眼底出血、眩晕头痛者,可用鲜荠菜 6～9 克,煎汁代茶饮;或用荠菜花 15 克,墨旱莲 12 克,水煎服,1 日 3 次,连服15 日为 1 疗程。请医生复测血压,如未降可继服 1 个疗程;若血压已有明显降低,可酌情减服,每日 2 次,每次量略为减少。

(19)淡菜:俗称水菜。因晒干时不加食盐,故称淡菜。淡菜的营养价值极高,每 100 克中含蛋白质 59.1 克、脂肪 7.6 克、糖类13 克、钙 277 毫克、磷 861 毫克、铁 24.5 毫克。此外,还含有一定的维生素和少量微量元素。若以鸡蛋的营养指数为 100,那么淡菜则为 98(仅次于鸡蛋),而虾为 95,干贝为 92,牛肉为 80,都不及淡菜。淡菜含有多种人体必需氨基酸,其所含脂肪主要是不饱和脂肪酸(可达总脂量的 30%～45%),磷脂达 9%～13%。同时,亚麻酸、亚油酸的含量也高,对改善人体血液循环和器官功能有重要作用。淡菜性味咸、温,无毒。具有补虚除热,降低血压,软化血管之功效。高血压病、动脉硬化者可常食用。

(20)海带:又名昆布,是生长在海水中的大型褐色藻类。海带在日本菜里是不可缺少的调味品,各式各样的海带食品在日本数不胜数。过去,它被叫做"养老海带",一直被看做药材和保健食品。据测定,每 100 克海带中含蛋白质 8.2 克、脂肪 0.1 克、糖类56.2 克、钙 1177 毫克、磷 216 毫克、铁 150 毫克、碘 24 毫克、胡萝卜素 0.57 毫克、硫胺素 0.09 毫克、核黄素 0.36 毫克、烟酸 1.6 毫克。此外,还含有大量纤维素、褐藻胶等。海带贮存一段时间或受潮后再干燥时,表面可形成一层白霜,此为甘露醇,无毒无害。但海带含砷较高,对人体健康有害,食用前应用水漂洗浸泡,以减少砷含量。海带还具有较好的医疗保健作用,海带含有大量的碘,对甲亢病治疗有效。最近实验研究证明,海带有较好的降血压作用,有预防和治疗高血压的效能。海带中的纤维素,作为食物纤维不能被人体内的消化酶分解,可原样不变的通过胃肠,不被吸收,因此每天适量食用海带,既可有饱腹感,也不会使人发胖,有利于减肥。大量食用海带可以使大便变得柔软,还可以清除宿便,这对预防各种成年人的疾病有好处。经常为便秘而烦恼的人,如果每天能坚持食用 2 克以上海带,再配合日常用药,能取得满意效果。中医学认为,海带味甘咸,性寒滑,有利尿作用,有预防和辅治高血压的作用。如治疗高血压病可用海带、绿豆各 100 克,煮食,每日 1剂;或海带 50 克,决明子 25 克,水煎服;或海带根生粉,每日 6～12 克,连服 2 个月。

(21)花生:又名长生果、落花生。因为花生具有较高的营养价值和药用价值,日常生活中人们常把它视为养生保健的佳品。花生的营养很丰富,每 100 克中含蛋白质 27.6 克、脂肪 41.2 克、糖类 23.0 克、钙 71 毫克、磷 399 毫克、铁 2.0 毫克、胡萝卜 0.10 毫克、硫胺素 0.21 毫克、核黄素 0.14 毫克、烟酸 13.1 毫克。脂肪中含多种脂肪酸,其中以不饱和脂肪酸含量较多,如亚油酸含量可达 37.6%,易为人体消化吸收。此外,还含有丰富的维生素 E、泛酸、胆碱、嘌呤、甜菜碱等物质。花生除了对人体滋补营养外,还具有广泛的医疗保健作用,其中对心脑血管疾病具有以下防治作用。食用花生可将肝内胆固醇分解为胆汁酸,并使其排泄增强,从而降低血液胆固醇,对防止中老年人动脉粥样硬化和冠心病有一定作用。用醋浸泡花生仁 7 日以上,每晚服 7～10 粒,连服 7 日为 1 疗程,可使一般高血压患者血压下降或降至接近正常。花生壳也有降低血压,调整血中胆固醇的作用,将果壳洗净泡水代茶饮,对于血压和血脂不正常者也有一定疗效。

值得提醒的是,吃花生应注意以下几点:受潮发霉的花生不宜

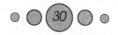

食,因霉变的花生含有致癌性很强的黄曲霉菌毒素;高脂血症患者不宜食,因花生含有大量脂肪,食后可使血中脂质升高;胆囊切除者不宜食,因花生里含有大量脂肪需大量胆汁去消化它,如没有大量胆汁来帮助消化,常会引起消化不良;脾弱便溏者不宜食,因花生中的大量油脂具有缓泻作用,肠炎、痢疾、消化不良等脾弱者食用花生后,会加重腹泻;肥胖者不宜食,因含有大量脂肪不利于减肥。总之,花生对人体虽有很多养生保健作用,但只宜适量食用,而不宜多食。

(22)柿子,原名为梯;为柿科多年生植物,种类繁多,有红柿、黄柿、青柿。就其形状而言,有圆柿、方柿、扁柿之分。北方盛产。柿子的营养成分及含量为每100克中含蛋白质0.7克、脂肪0.1克、糖类10.8克、钙10毫克、磷19毫克、铁0.2毫克,胡萝卜素0.15毫克、硫胺素0.01毫克、核黄素0.02毫克、烟酸0.3毫克、抗坏血酸11毫克。糖类主要是蔗糖、葡萄糖和果糖。此外,还含有果胶、单宁等。涩柿子的涩味与其中的单宁含量成正比。中医学认为。柿味甘、涩,性寒,有清热去烦、止渴生津健脾等功能。同时也能降低血压,据实验资料证实,柿液汁所含单宁成分及柿叶中提出的黄酮苷能降低血压,增加冠状动脉的血流量,从而有利于心肌的正常活动。对于高血压和冠心病患者,可以取野生柿榨计以牛奶或米汤调服,可酌加适量冰糖,每跟半茶杯,可作防治中风急用品。平时可取柿饼加适量水煮烂,当点心吃,每日2次,每次50~80克,常服有效。另外,用柿叶泡开水当茶饮,能促进机体新陈代谢,稳定和降低血压,增加冠状动脉血流量,对高血压和冠心病患者也有好处。值得注意的是,未成熟的柿子1次不可多食,否则易发生"胃柿石病"。即食入的柿子在人胃内凝集成块,小者如杏核,大若如拳头,并且越积越大,以致无法排出。患者表现为剧烈腹痛、恶心呕吐、厌食,严重者可引起呕血,并可引起胃溃疡。这是由于柿子中的柿胶遇胃酸凝固沉淀所致。为避免柿石形成,除1

次不可多食外,还应防止空腹食用,不吃生柿子和柿皮。

(23)木耳:又名黑木耳、云耳、黑莱等;因生长在桑、槐、榆、柳等朽木上,故又有"五木耳"之称。色淡褐或黑褐,质软,形似人耳。以片大肉厚色正为上品,可供食用和药用。木耳含丰富的蛋白质、无机盐和维生素,每 100 克中含蛋白质 10.6 克、脂肪 0.2 克、糖类 65.5 克、钙 201 毫克、磷 185 毫克、铁 1.85 毫克、胡萝卜素 0.03 毫克、硫胺素 0.15 毫克、核黄素 0.55 毫克、烟酸 2.7 毫克。糖类中有甘露聚糖、甘露糖、葡萄糖、木糖、戊糖等。脂肪含量虽不高,但种类较多,有卵磷脂、脑磷脂和鞘磷脂等。木耳味甘,性平,有益气、凉血、止血、降压、利便等功效。近年来研究证明,木耳有抗血小板聚集和降低血凝的作用,可减少血液凝块的形成,有助于防治动脉硬化症。高血压和血管硬化者,可将黑木耳或白木耳各 3 克用清水浸泡 1 夜,于饭锅上蒸 1～2 小时,加入适量冰糖,于睡前服用,每日 1 次,10 日为 1 疗程,可持续服用,无任何不良反应。值得注意的是,煮熟的木耳汤不宜在室温下存放,因其所含的硝酸盐在细菌作用下可转变为亚硝酸盐,对健康不利,故应现做现食。

(24)玉米:玉米在我国的一些地区和西方发达国家在餐桌上曾被排除。而目前在许多欧美国家却又备受青睐,并已成为一种热门的保健食品。这是因为近年来科学家发现了玉米的新价值,发现它对高血压、动脉硬化、冠心病、某些癌症等均有良好的防治作用。玉米所含的营养非常高,每 100 克玉米中含蛋白质 8.5 克、脂肪 4.3 克、糖类 72.2 克、钙 22 毫克、磷 210 毫克、铁 1.6 毫克。还含有胡萝卜素、维生素 B_1、烟酸等。其所含脂肪中有多量不饱和脂肪酸,其中 50% 为亚油酸,还有卵磷酯。金黄色的玉米中还含有丰富的维生素 A、维生素 E 等,它们具有降低血清胆固醇,防止高血压、冠心病、心肌梗死的功能,并具有延缓细胞衰老和脑功能退化的作用。有人调查,凡长期食用玉米油的动脉硬化患者,血中胆固醇含量下降,病情改善;同样条件下,食用动物油者胆固醇平均升高 6.3 微克％。所以,玉米油是动脉硬化、冠心病、高血压、肥胖症和老年人的理想食用油。玉米的健脑作用主要是玉米蛋白中含有多量的谷氨酸,能帮助和促进脑细胞进行呼吸,在生理活动中,能清除体内异物,帮助脑组织里氨的排出。玉米在日常的家庭医疗中可用来治疗水肿、消化不良、子宫出血、胆囊炎、高血压、冠心病等。其应用方有:①治高血压、高脂血症、冠心病,用玉米粉30~60 克,在锅中放水烧开后撒入,并搅匀成稀糊,待煮熟时加入香油、葱、姜、食盐调味服食,长期食用降血脂作用甚佳。②治疗高血压病,用玉米须 60 克,煎水 150 毫升,分 3 次服。长期用此代茶饮,可减少降压药的剂量,患者全身状况改善,小便畅通,深受患者欢迎。

(25)燕麦:分有稃和裸粒两大类。裸粒燕麦又称莜麦。家庭食用一般为裸粒燕麦。莜麦面的营养价值很高,每 100 克含蛋白质 15 克、脂肪 8.5 克、糖类 64.8 克、钙 58 毫克、磷 328 毫克、铁9.6 毫克、硫胺素 0.29 毫克、核黄素 0.17 毫克、烟酸 0.8 毫克。其中蛋白质和脂肪的含量明显高于一般谷类食物。莜麦蛋白质中含有人体需要的全部必需氨基酸,特别是富含赖氨酸。脂肪中含有大量亚油酸,易消化吸收。在内蒙古等高寒地区,老百姓称莜麦为"耐饥抗寒食品"。莜麦为什么能预防心、脑血管疾病呢?主要是因为莜麦含有皂苷和丰富的膳食纤维,有降低血清胆固醇、三酰甘油、β-脂蛋白等功能,故常食莜麦有预防心、脑血管疾病的作用。食用时,将莜麦片徐徐搅入沸水中,搅匀后煮沸 5 分钟,熄火加盖5 分钟后,加糖或盐热食,如加牛奶或果酱,则营养和味道更佳。

(26)苹果:有 400 多个品种,含有多种维生素、糖类。每 100克中含蛋白质 0.3 克、脂肪 0.1 克、糖类 12 克、钙 2 毫克、磷 6 毫克、铁 1 毫克、硫胺素 0.01 毫克、烟酸 0.1 毫克、抗坏血酸 2 毫克。有些品种含有少量胡萝卜素。糖类的主要成分是果糖。此外,还含有大量苹果酸、柠檬酸、酒石酸、鞣酸等有机酸及果胶、纤维素等。现代医学研究结果证明:苹果能防止血中胆固醇的增高,减少血液中的含糖量。高血压、动脉粥样硬化症、冠心病患者宜长年不间断地食用苹果,至少每天吃1～2个,持之以恒,必见效益。例如一位高血压患者,男性,36岁,1年前测量血压最高达180/110毫米汞柱,伴头痛、头晕。后来他停用一切降压药物,改食苹果,每日2个,坚持一年多,血压逐渐降至130～110/90～70毫米汞柱。因此,治疗高血压病非药物治疗和药物治疗都是非常重要的。但是治疗上必须具体化,特别是用药要在医生的指导下进行,并且经常测量血压,保证药物剂量合适,以使血压降至正常值范围或接近正常值。长期食用苹果可能对某些高血压患者有益处,若同时配合其他非药物疗法或适当的药物疗法,效果可能更为理想。当然,不能只靠苹果治疗高血压。

(27)猕猴桃:古称腾梨、羊桃。名医李时珍称"其形如梨,其色如桃,而猕猴喜食,故有该名。"猕猴桃果实肉肥汁多,清香鲜美,甜酸宜人。虽系浆果,但颇耐贮藏。适时采收下的鲜果,在常温下可放1个月不坏;在低温条件下甚至可保鲜5～6个月。除鲜食外,还可加工成果汁、果酱、果酒、糖水罐头、果干、果脯等,这些产品或黄、或褐、或橙,色泽诱人,风味可口,营养价值不亚于鲜果,因此可成为航海、高原和高温作业人员的保健食品。猕猴桃汁为运动员首选的保健饮料,又是老年人、儿童、体弱多病者的滋补果品。猕猴桃除含有丰富的蛋白质、糖、脂肪和钙、磷、铁等无机盐外,最引人注目的是它的维生素C含量。据分析:每100克果肉中含维生素C 100～420毫克,在水果中是数一数二的。此外,还含有多种氨基酸。药理研究表明,猕猴桃鲜果及果汁制品,可防止致癌物亚硝胺在人体内生成,具有预防胃癌的功效。同时,可降低血胆固醇及三酰甘油水平,有稳定血压及降低血压的作用。适用于冠心病、高血压病、动脉硬化症等。冠心病、高血压及动脉硬化症患者可经常食用猕猴桃鲜果、桃汁饮料及罐头制品。

（28）醋：是人们日常生活中不可缺少的调味品。其主要成分是醋酸。此外，还含有少量乳酸、苹果酸、柠檬酸、琥珀酸等有机酸。醋在日常生活中用途很广，有人说，醋是营养的"强化剂"。在烹调菜肴时加点醋，可以使食物中的水溶性维生素的化学结构稳定，不易因烹煮而破坏，从而保护了食物中的营养成分。烧鱼、烧排骨时放些醋，可使肉烂骨酥，其中钙、磷也易溶留在汤里，被人体吸收。食油腻过多时吃些醋可以解腻。饮酒过度时喝醋可助醒酒。醋除了在调味上有很高的食用价值和保护营养、促进吸收外，还有很好的防病治病作用。中医称醋为苦酒、米醋。醋味酸苦，性温，具有散瘀、止血、解毒、杀菌等功效。实践证明，醋具有防治动脉硬化之功效。应用举例如下：①每日食醋泡花生数粒，可降血压及降低血中胆固醇浓度。②有研究证明，经常食用醋蛋对防治动脉硬化、脑血栓、高血压、心肌梗死等有较好疗效。制作方法：取米醋 180 毫升，装入大口杯或瓶内，然后将一个生鸡蛋浸泡在醋里，46～48 小时后用筷子把蛋挑破，将蛋清、蛋黄搅匀，即成醋蛋。服用方法：每天早晨取 25 毫升醋蛋液，加 2～3 倍温开水，再加蜂蜜调匀，空腹服用，分 5～7 天服完。

（29）海鱼：海鱼鱼油中有较多的不饱和脂肪酸，有降血脂的功效。临床研究表明，多食鱼者，其血浆脂质降低。因此，有预防动脉硬化及脑血栓的作用。

（30）牡蛎：富含微量元素锌及牛磺酸，牛磺酸可以促进胆固醇的分解，有助于降低血脂水平。

（31）紫菜：富含碘，对于清除血液中的胆固醇有良好功效。

（32）蜜橘：含有丰富的维生素 C，多吃可以提高肝脏的解毒能力，加速胆固醇的转化，降低血清胆固醇和血脂的含量。

（33）马齿苋：含有 ω-3 脂肪酸的物质，可抑制体内血清胆固醇和三酰甘油的形成，可使血管内皮细胞合成抗炎物质——前列腺素增多，血小板形成血栓素 A_2 减少，使血流黏稠度下降，抗凝

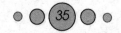

35

血作用增加,起到预防血栓形成的作用。另外,马齿苋中还有钙离子、钾离子,进入血流后可直接作用于血管壁上,使血管壁扩张,阻止动脉管壁增厚,有效保护血管免受损害。

(34)茶:含有多种维生素和儿茶素,促进人体新陈代谢。茶叶中的咖啡因、茶碱,有兴奋大脑皮质和呼吸、循环中枢作用,可振奋精神,增强记忆,消除疲劳,降低血脂浓度,尤其饮用绿茶最益于脑血管病患者。茶叶同时具有促进胃肠消化液分泌、增进食欲、消食健胃、帮助消化的功能,可协助中风患者增强消化功能;对于体质较弱的中风患者,可调节体内血液的酸碱平衡,补充机体不可缺少的微量元素。因为茶叶中含有铜、氟、镁、铝、钼等,均有不同程度的药理功效,可提高抗病能力。

2. 饮食搭配

(1)菠菜与胡萝卜:两者同食,可减少胆固醇在血管壁上的沉积,降低动脉粥样硬化的发生率,在心脑血管疾病的防治中具有一定的作用。

(2)苦瓜与茄子:两者搭配,是心脑血管患者的理想食物。

(3)莴苣与黑木耳:莴苣有增进食欲,刺激消化的功效;黑木耳有益气养胃润肺,降脂减肥作用。两者同食,对高血压、高血脂、糖尿病、心脑梗死有防治作用。

(4)黑木耳与猪肾:猪肾可补肾利尿,壮阳;黑木耳有益气补血,润肺镇静的作用。两者搭配,能降低心脑梗死的发病率,并有养颜美容功效,对阳痿、早泄有辅助治疗作用。

3. 饮食疗法

(1)淡菜 30 克,松花蛋(切碎)1 个,粳米 100 克,加水 1 000 毫升,加植物油适量,煮成稀粥,每日早晚空腹温热食之。

(2)独活 100 克,乌豆 60 克,加清水 800 毫升,水煎,去渣温服,每日 1 次。

(3)桑寄生 15 克,鸡蛋(去壳)1 个,加水适量煎煮,每日空腹温服。

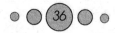

（4）海带（水泡）60 克，绿豆 150 克，加水同煮，再加入红糖适量，每日服 1 碗。

（5）生姜 15 克，黄芪 15 克，炒白芍、桂枝各 10 克，煎至汁浓，过滤加入粳米 100 克，大枣 4 枚煮成粥，每日吃 1 次。

（6）马料豆（黑豆之紧小者）适量，放入锅中炒焦，加入热黄酒半杯，热服，服后盖被卧，微汗即可。用于中风后遗症。

（7）鲜鲑鱼血、白糖各等份，搅匀涂之，口眼向左歪涂右侧，口眼向右歪涂左侧。用于中风后遗症口眼㖞斜。

（8）白米 50 克，加水煮粥，米将熟时加入芹菜（洗净，切段）适量，熬至极烂，晨起做早餐食。适用于湿郁生痰、痰热生风型中风患者。

4. 药膳方 脑梗死的患者饮食以清淡为宜。在恢复期及后遗症期，以清内热，化湿痰，散瘀血的原则配膳，可选用绿豆汤、小米山楂粥、小豆山楂粥、莲子汤、豆浆、炒米粥、藕粉、藕汁、果汁等。果汁可根据季节选用西瓜、甘蔗、梨、荸荠等调配。蔬菜以白菜、菠菜、芹菜、冬瓜、黄瓜等甘寒为主的菜进行调配。又根据脏腑虚实及虚在何脏，选用以下食补。

（1）芹菜蜂蜜茶：芹菜、蜂蜜各适量。将芹菜洗净，捣烂，绞汁，加入等量的精炼蜂蜜即可。用时每取 40 毫升，开水冲服，每日 3 次。具有平肝降压，清热通便之功效。适用于脑梗死，高血压所致的眩晕、头痛、面红目赤、大便干结等。

（2）天麻决明猪脑饮：天麻 10 克，石决明 15 克，猪脑 1 个。将其同置锅中，加水适量，煎煮 1 小时，去天麻、石决明后，分 2～3 次食猪脑喝汤。具有平肝潜阳，滋补肝肾之功效。适用于肝肾阴虚、阴不制阳、肝阳上亢、肝风内动型脑梗死所致的头痛、目眩、耳鸣、面红目赤、急躁易怒、腰膝酸软、头重脚轻、舌红脉弦细数等。

（3）决明罗布麻茶：罗布麻 10 克，决明子（炒）12 克。将罗布麻，决明子沸水浸泡 15 分钟，不拘时代茶频饮，每日 1 剂。具有平

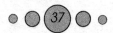

肝,清肝泻火,润燥通便之功效。适用于肝火上炎、肝阳上亢型脑梗死所致的头晕目眩、情绪不稳伴有大便燥结不通等。

(4) 桑菊枸杞饮:枸杞子9克,石决明6克,桑叶、菊花各9克。上药水煎取汁,代茶饮。具有滋阴潜阳,平肝熄风功效。适用于肝肾精血不足,阴虚阳亢型脑梗死所致的头痛目胀、面赤心烦、腰膝酸软、健忘失眠、舌红少苔、脉弦细数等。

(5) 天麻钩藤白蜜饮:天麻20克,钩藤30克,全蝎10克,白蜜适量。天麻、全蝎加水500毫升,煎至300毫升后,入钩藤再煮10分钟,去渣取汁,加白蜜调匀即可。每次100毫升,每日3次饮用。具有育阴潜阳,熄风止痉,化痰通络之功效。适用于肝肾阴虚、风阳上扰型脑梗死所致的一侧手足沉重麻木、半身不遂、口眼歪斜、舌强语謇、头痛眩晕等。

(6) 决明子海带猪肉汤:猪瘦肉100克,决明子30克,海带10克,黄酒、食盐、味精各少许。先将决明子装入双层布袋,放入沙锅,加水适量,煮20分钟,后加入海带丝、猪瘦肉,改用文火煮2小时,去掉药袋后吃肉喝汤。具有平肝潜阳,清热熄风的作用。适用于脑梗死后遗症所致的眩晕、耳鸣、失眠多梦、便秘等。

(7) 天麻炖鱼头:大鱼头(重约500克,鱼头不要切开)1个,天麻20克,黑枣2枚,姜1片,食盐、味精各少许。先将鱼头洗净,抹干水,把黑枣、姜、天麻放入鱼头内,然后把鱼头放入炖盅内,加入开水适量,炖3小时左右,食时加食盐和味精即可。具有平肝熄风,通络止痛的功效。适用于脑梗死所致头晕头痛、肢体麻木、小腿抽筋等。

(8) 石楠防风酒:独活、石楠藤各20克,防风15克,茵陈、制附子、制川乌、肉桂各9克,牛膝6克,白酒750毫升。将川乌头炮制去皮、脐,与其他药共捣细,置于净瓶中,用白酒封口浸之,经7日开封去渣备用。每次10毫升饮用,每日2次。具有温中止痛,除风湿,活血脉,壮筋骨之功效。适用于脑梗死恢复期所致半身不遂、筋脉拘挛、肢体疼痛、腰背不能俯仰、肚腹冷痛等。

(9)蝎香肉馄饨：土鳖虫9克，全蝎3克，麝香1克，茯苓15克，瘦肉糜500克，食盐、味精、黄酒、葱各少许。先将土鳖虫、全蝎研粉，和肉糜、麝香粉，加食盐、味精、黄酒、葱末，拌匀作馅，包成馄饨，再将茯苓加水煎后，去渣留汁作馄饨汤，加食盐及调味品，馄饨煮熟后捞在茯苓汤中即成。具有活血化瘀，祛风解痉，开窍醒脑之功效。适用于脑梗死恢复期所见半身不遂、肢体麻木疼痛、不能移动者。

(10)北芪煮南蛇肉：北黄芪50克，南蛇肉200克，生姜3片，植物油、食盐各少许。将北黄芪、南蛇肉、生姜中加入植物油、食盐及水适量，放入沙锅文火炖3小时即成，喝汤吃蛇肉。具有益气养血，祛瘀通络的功效。适用于气虚血瘀型脑梗死所致头晕乏力、肢体麻木、酸软无力等。

(11)葛藤青鱼汤：青鱼500克，钩藤15克，葛根9克，川芎9克，粉皮2张，植物油、葱、姜、黄酒各少许。先将青鱼去鳞，剖腹，挖去内脏，洗净；粉皮切成菱形块备用。3味中药洗净后加水煎汤，留汁去渣，再将炒锅内放入油，入青鱼，待鱼两面煎黄时，倒入药汁，放入葱、姜、黄酒，盖上锅盖，煮沸后再用小火炖至青鱼熟，起锅下粉皮，略煮片刻即成。具有平肝潜阳，解痉止痛之功效。适用于肝阳上亢型脑梗死所致头胀痛、颈项强痛、活动不利等。

(12)八味鸡汤：山茱萸、山药、熟地黄、泽泻、茯苓、牡丹皮、枸杞子各9克，黄芪50克，母鸡(约1500克)1只，猪瘦肉500克，杂骨1000克，姜、葱、食盐各适量。先将8味中药装入纱布袋中备用，再将鸡、猪肉分别去毛冲洗干净，杂骨打碎备用。然后将上物一同放入锅内，加水适量，武火烧开，加入姜、葱，再用文火炖至鸡肉、猪肉熟烂，捞出药袋，捞出鸡和猪肉，稍凉切块，吃时将肉块装入碗中，倒入汤，加食盐及调味品即可。每日服1小碗。具有滋补肝肾，健脾养血之功效。适用于肝肾阴虚兼有气虚型脑梗死所致

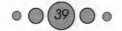

少气懒言、五心烦热、腰膝酸软、肢体活动不利等。

5. 食补

（1）适当食补

①有人认为，凡是营养丰富，对人体有补益的物品，就可叫补品。如金元时期名医张从正说："五谷、五菜、五果、五肉皆补养之物。"从营养学观点来说，这种看法是正确的。而民间则往往认为只有特别滋补作用的物品，如燕窝、鱼翅、海参、银耳、阿胶、人参、鹿茸、黄芪等才是补品。因此，有些人把自身的健康寄托在这些昂贵的补品上。其实，价格昂贵并不一定都是补品。例如，燕窝含蛋白质虽然高达 50％左右，但却是不完全蛋白质，吸收不好。再如，鱼翅含蛋白质更高，达 80％以上，但缺乏色氨酸，也是一种不完全蛋白质。因此，它们的营养价值并非像人们所想象的那么高。当然，价格昂贵的物品中，确实也有具有特殊功用的，如阿胶含蛋白质在 93％以上，其中赖氨酸含量也很高，可与谷类蛋白质发生互补作用，并有生血作用，在营养上、补血上都有特殊价值。再如海参，含蛋白质达 61.6％，而脂肪则很低，仅为 0.9％，而且不含胆固醇，铁、碘、钒等微量元素含量丰富，钒还能降血脂。由于海参不含胆固醇，脂肪含量又很低，钒又能降血脂，所以是高脂血症和冠心病患者的理想食品之一。近年来，还从海参中提出一种叫"海参素"的物质，据研究，有抑癌作用。有些价格高的食品确系宝贵的补品，应该研究挖掘其营养作用和药理作用。笔者建议，还是应该立足于选择利用自然界的自然食品，调配成适合自己的平衡膳食，来满足机体的营养需要。如果要吃补品，最好是自然补品，少吃加工补品，进补原则是缺什么补什么，而不应乱补。

②一般地说，多数补品不但不使血脂升高，反而有降血脂的作用，如人参还有双向调节血脂的作用。既有补益作用又含有能降血脂的补药 10 余种，如黄芪、当归、灵芝、制何首乌、杜仲、桑寄生、枸杞子、黄精、玉竹、芡实、金樱子、昆布、女贞子等。"补"的目的除

立足于补充人体必需的营养成分外,还应包括调整人体脏器功能及物质代谢平衡。所以,对高脂血症患者来说,凡能减少脂质吸收或能促进脂质代谢的药物均有一定补益作用。何首乌含有醌类物质,能促进肠蠕动,因而有通便作用,可以减少胆固醇在肠道中的吸收,从而使血浆胆固醇下降。其他(如瓜蒌、决明子)也有类似的作用,它们均起到补益机体的效果,对血脂增高合并有便秘的患者更为适宜。后两种药虽不属补药,但属于中药中"以通为补"之类。患有高脂血症的患者可以服用首乌片,每次5片,每日3次;瓜蒌片,每次5片,每日3次;灵芝片,每次5片,每日3次。也可用决明子、茶叶等冲水喝。对高脂血症有益的食物有:植物油,如豆油、芝麻油、红花油、玉米油等,少吃动物脂肪,多吃新鲜蔬菜及水果。此外,大蒜、洋葱、胡萝卜、豆芽、甲鱼等都有降低胆固醇的作用,应多选用。

③一般来说,胖人多为阳气虚或痰湿盛,常易伤风感冒,易患肝、胆及心、脑血管疾病。胖人能不能进补? 能。只要遵循"辨证论治、辨证用膳"的原则,按减体重的饮食要求去做,同样可以进补。如以阳气虚为主的胖人,可选用人参、右归丸、十全大补膏、参茸补膏等;如以痰湿盛为主,则宜先祛除痰湿,再进行调理,如服用减肥茶和一些减肥保健品等。肥胖者在进补期,也应适当限制饮食,饮食应低钠、低脂肪、低糖,以使热能成负平衡。注意:滋腻的补阴之品,如大补阴丸、左归丸等不宜服用。

④在选用补品前应"辨证选膳"。因为患者的体质有不同的气质类型,如形瘦、善动、易怒的"木火质";体胖、身懒、嗜睡的"痰湿质",以及面白、怕冷的"阳虚质"等。根据患者不同的体质,合理地选择食物,对健康的恢复是非常有益的。"木火质"者,以多食蔬菜、水果、谷豆类等清淡食物和奶类润燥食品为宜,而牛、羊、狗肉,无鳞鱼、海鱼类及辛辣生火助阳的食品则应少吃。"痰湿质"者,以蔬菜、水果、谷豆等清淡或利湿类食品为佳,而肥肉、奶类、油类等

滋腻、生痰、助湿类食品应少吃。"阳虚质"者，以适量进补鱼、禽、肉、蛋等辛温类食品为宜，少吃冷荤、冷饮及多量的水果与蔬菜。因"阳虚质"者多有早衰、精神不振、记忆力减退、乏力、抵抗力降低、贫血等症状，故平时需注意多吃高蛋白食物，如豆制品、蛋清、瘦肉等。总之，体质较虚者应"虚则补之"，"损者益之"，忌不易消化的食物。应根据病情选择进补。中医学在食疗方面积累了丰富的经验，不是一生病就一味地让患者喝橘子汁，或大补高热能的食品，而应按病情的寒、热、虚、实来选择饮食，亦应掌握寒热、温凉、升降和补泻等，得当为宜，失当为忌。现从气虚、血虚、阴虚、阳虚4个方面举例分述。

●益气类饮食调养适用于脾肺气虚者。症见倦怠无力、少气懒言、语声低微、动则气喘、头晕耳鸣、面色无华、食少便溏、脉虚弱等。进补时可选用粳米、糯米、小米、黄米、小麦、山药、土豆、胡萝卜、大枣、香菇、豆腐、鸡肉、鹅肉、牛肉、兔肉、狗肉、青鱼、鲢鱼等食物。

●养血类饮食调养适用于血虚者。症见面色苍白、唇甲色淡、头晕眼花、心悸怔忡或手足麻木、脉细等；进补时可选用桑葚、荔枝、龙眼、黑木耳、菠菜、胡萝卜、猪肉、羊肉、牛肝、羊肝、甲鱼、海参、平鱼、牡蛎肉等。

●滋阴类饮食调养适用于阴虚者。症见五心烦热、骨蒸、消瘦、盗汗、口干、舌红、脉细数等。进补时可选用甲鱼、瘦肉、豆制品、青菜、鲜藕、胡萝卜、雪梨等食物。

●助阳类饮食调养适用于阳虚者。症见腰酸腿软、下半身怕冷、阳痿早泄、小便不利或小便反多、脉沉细无力等。进补时可选用枸杞菜、枸杞子、核桃仁、豇豆、韭菜、丁香、刀豆、羊乳，羊肉、狗肉、鹿肉、鸽蛋、雀肉、鳝鱼、海虾、淡菜等食物。

(2)康复期间食补注意事项

①属于阳虚或寒证的患者，禁用生冷寒凉食物；属于阴虚或热

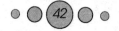

证的患者,禁用辛辣温热性质的食物。

②患者忌暴饮暴食,不可偏嗜五味或过于肥腻、油滑、腥臊、煎炸厚味;亦不可吸烟和酗酒等。

③发热患者,忌辛辣、油腻食物,如姜、椒、肥肉、酒类等。热病初愈后,亦忌油腻、肉类、辛辣类食品,如驴肉、马肉、猪肉以及蒜、葱等。

④伴有胃病者应忌食碍胃之品,如不易消化的肥肉类、鱼类、蔬菜及刺激性食物等。胃病吐酸者,忌食酸味,如醋、酸菜等。

(3)中风后遗症常用食补方

①复方黄芪粥

原料:黄芪、生姜各15克,炒白芍、桂枝各10克,粳米15克,大枣4枚。

制作:前4味水煎取汁,与粳米、大枣煮粥。

功效:调和营卫,益气活血。适用于血痹、肢体局部麻木不仁、不知痛痒、中风后遗症等。

服法:每日1剂,1次服完。

②小米麻子粥

原料:冬麻子、薄荷叶、荆芥穗各50克,小米150克。

制作:将冬麻子炒熟去皮研细;沙锅内放药水先煮薄荷叶、荆芥穗,而后去渣取汁,再将麻子仁、小米同放汁内,加水煮成粥即可。

功效:滋阴养肾,润肠,清虚热。可辅治中风以及大肠滞涩。

服法:每日1次,空腹食。

③栗子桂圆粥

原料:栗子10个(去壳用肉),桂圆肉15克,粳米50克,白糖少许。

制作:先将栗子切成碎块,与米同煮成粥,将熟时放桂圆肉,食用时加白糖少许。

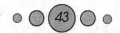

功效:补肾,强筋,通脉。可辅治中风后遗症。

服法:可做早餐,或不拘时食用。

④枸杞羊肾粥

原料:枸杞子30克,葱、五香粉适量。

制作:将羊肾、羊肉片与枸杞并入作料先煮20分钟,下米熬成粥即可。

功效:益气,补虚,通脉。可辅治中风后遗症。

服法:晨起做早餐食用。

⑤荆芥粟米粥

原料:荆芥穗、薄荷叶各50克,豆豉、粟米各150克。

制作:先煮荆芥穗、薄荷叶、豆豉,去渣取汁备用。再将粟米加入药汁内,加适量清水,煮成粥即可。

功效:益肾祛风。可辅治中风之言语謇涩、精神昏愦、口眼㖞斜等症。

服法:每日1次,空腹食。

⑥粳米荆芥粥

原料:粳米50克,荆芥穗、薄荷、豆豉各30克。

制作:先将豆豉、荆芥穗、薄荷洗净,放入锅内,加清水适量,用武火煮沸,转用文火煎煮15分钟,去渣留汁;再将粳米淘净,同药汁一起放入锅内,用武火煮沸后,转用文火煮至米烂成粥。

功效:散风,理血,通络。尤其对于口眼㖞斜、语言謇涩等症疗效较好。

服法:每日早晚餐服用。

注意:表虚自汗者忌食。

⑦北芪炖南蛇肉

原料:黄芪60克,南蛇肉200克,生姜3片,香油、生姜、食盐各适量。

制作:将蛇肉洗净,与黄芪、生姜共炖汤,加香油、食盐调味

即可。

功效:益气通络。适用于气虚血瘀、脉络闭阻、口眼㖞斜、口角流涎、语言不利、半身不遂、肢体麻木等症。

服法:喝汤食肉。

⑧香菇蒸蟒肉

原料:蟒肉 500 克,猪精肉 200 克,鸡肉 150 克,蘑菇 15 克,香菇 15 克,笋片 150 克,白糖、姜片、胡椒粉、陈皮、鸡油、猪油、高汤、芫荽、食盐、料酒、味精各适量。

制作:将蟒肉洗净,放入沙锅内,加姜片、陈皮、笋片、清水炖45 分钟取出,去掉蟒骨,将蟒肉切成条块,放入蒸碗内,再加入姜片、猪肉、高汤,加盖密封,入沸水锅隔水蒸 100 分钟,取出备用。将猪肉入沸水中片刻,捞出。和鸡肉分别切成条,放入大碗内备用。再将蟒肉取出,放入大碗内,加入高汤、蘑菇、香菇、原汤、猪油、鸡油、白糖、味精、盐、胡椒粉、料酒,加盖封实,上笼蒸 1 小时取出,撒上芫荽末即成。

功效:补气养血,祛风湿,强筋骨,活血通络止痛。适用于风湿痹痛、中风后遗症、半身不遂、手足拘挛等病症。

服法:佐餐食用。

⑨天麻焖鸡块

原料:母鸡 1 只(约重 1500 克),天麻 15 克,水发冬菇 50 克,鸡汤 500 毫升,调料适量。

制作:将天麻洗净,切薄片,放碗内,上屉蒸 10 分钟取出;鸡去骨,切成 3 厘米见方块,用水汆一下,捞出备用。将葱、姜用油煸出香味,加入鸡汤和调料,倒入鸡块,文火焖 40 分钟;入天麻片,5 分钟后淀粉勾芡,淋上鸡油即可。

功效:平肝熄风,养血安神。适用于肝阳上亢之眩晕头痛,风湿痹着之肢体麻木、酸痛,中风瘫痪等症。

服法:佐餐食用。

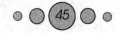

⑩天麻炖猪脑

原料:天麻 10 克,猪脑 1 个,食盐适量。

制作:天麻浸软、切片,同猪脑加水共煮 1 小时,加食盐调味即可。

功效:祛风止痛,滋养通脉。适用于头风疼痛之症。现多用于神经性偏头痛、肝阴虚型高血压、动脉硬化及脑血管意外所致半身不遂等症。

服法;肉、汤、药俱食。

⑪九龙根炖肉

原料:九龙根(龙须藤根)30 克,黄酒 250 克,猪精瘦肉 500 克,生姜、葱、食盐、味精各适量。

制作;先将九龙根捣碎,研磨,将猪精肉洗净,切块,入沙锅,下九龙根末、黄酒、生姜、葱等搅匀,置火上煮熟,熟后加食盐、味精少许调味即可。

功效;祛风湿,行气血,解郁积,壮筋骨,补脾益胃。主治中风偏瘫。

服法:猪肉和汤同食,分早晚温热服食,3~5 日为 1 个疗程。

⑫石风丹炖牛肉

原料 :石风丹 9~15 克,红活麻、红牛膝各 12 克,牛肉 500 克、葱、生姜、胡椒粉、食盐各适量。

制作:将前 3 味洗净,碎细,同装入纱布袋中,扎紧口;牛肉洗净,切片,与纱布药袋一起放入沙锅内,摆上葱节、姜片,加清水适量,用武火煮沸,改文火炖至牛肉熟,拣去葱节、姜片和纱布药袋,调入胡椒粉、食盐即可。

功效:祛风除湿,养血舒筋。主治风湿麻痹、半身不遂等症。

服法 佐餐食用。

⑬龟血炖冰糖

原料:乌龟(拳头大)3 只,冰糖适量。

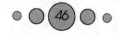

制作:每次用 3 只乌龟取血,加清水及冰糖适量,放锅中中隔水炖熟。

功效:滋阴养血,通脉。可辅治中风后遗症之半身不遂、肢体麻痹等。

服法:喝汤食龟血,每日 1 次,7 次为 1 个疗程。

⑭牛筋当归汤

原料:牛蹄筋 50 克,当归 50 克,葱、生姜、食盐、味精各适量。

制作:将牛蹄筋剔除杂肉,同当归一起放入沙锅,摆上葱节、姜片,注入清水适量,置文火上炖之,待蹄筋熟烂后,拣出当归、葱节、姜片,加入食盐、味精调好味即可服食。

功效;养血活络,补肝强筋。主治中风后遗症、风湿性关节炎而见关节屈伸不利者。

服法 食牛蹄筋喝汤,每日 1 剂,1 次食完,以 15 日为 1 个疗程。

⑮独活乌豆汤

原料:独活 15～20 克,乌豆 100 克,米酒少许。

制作:将独活、乌豆加清水 3～4 碗,煎成 1 碗汤,去渣取汁。

功效:祛风,通经活血。可辅治中风瘫痪、肢体强直、失语。

服法:每日 1～2 次,加米酒温服。

⑯芹菜汁

原料:芹菜适量。

制作:将芹菜洗净去根,捣烂取汁。

功效:清解内热,降压安眠。主治中风、高血压,对血管硬化亦有较好疗效。

服法:每日服 3 次,每次 3 汤匙,以 7 日为 1 个疗程。

⑰羊乳饮

原料:羊奶 250 毫升,竹沥水 15 毫升,蜂蜜 20 克,韭菜汁 10 毫升。

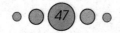

制作:将羊奶煮沸后,加竹沥水、蜂蜜、韭菜汁,再煮沸。

功效;豁痰涎,化瘀血。适用于中风痰壅,瘀血所致噎膈、反胃等症。

服法:代茶饮。

(二)饮食禁忌

1. 忌饮水不足 如患者饮水少,可导致血液更加黏稠,加重病情。因此,本病患者要多饮水,以起到稀释血液的作用。

2. 忌饱餐 饱餐能使大脑中酸性纤维芽细胞生长因子大量增加,会促进脑动脉粥样硬化的形成,进而诱发或加重本病。因此,本病患者吃饭应定时定量,饥饱有常。

3. 忌酒 酒精能顺利进入人体的血液,也很容易进入人的大脑,损害脑细胞,不利于本病的治疗。

4. 忌高脂、高胆固醇食物 高脂肪食品(如肥肉、油炸食品)可引起脂质代谢紊乱,还容易导致血液黏稠度增加,加速脑血栓形成。过食高胆固醇食物(如肝、脑、肾等动物内脏及鸡蛋黄、小虾米等)是引起动脉硬化的重要因素。

5. 忌食辛辣物 如辣椒、辣油、辣酱、芥末、大蒜、生葱、洋葱、生姜等,可刺激机体产热,加快血液流速,加强心肌收缩,从而使脆硬的动脉破裂的机会增加。

6. 忌驴肉 驴肉多食可生痰化风,又可凝滞气血,加重脑梗死患者的病情,故脑梗死患者不宜食用。

7. 忌公鸡肉 鸡肉性温热,易助火动风,公鸡肉、公鸡的头、翅、爪更易助热动风,脑梗死先兆患者食用,容易诱发脑梗死疾病。

8. 忌鲤鱼 鲤鱼虽性平,久食则可加重病情,脑梗死患者不宜食用

9. 忌鲚鱼 鲚鱼温热且味甘易生痰湿,多食可以引动痰火,

脑梗死患者食用,必加重病情。

10. 忌酱 酱能生气,多食积久,痰浊阻遏经络,容易导致脑梗死,脑梗死先兆症者不宜多食酱制品。

11. 忌多饮茶 茶含茶碱、咖啡因、鞣酸和挥发油物质,这些物质对中枢神经有明显的兴奋作用,能加快大脑皮质的兴奋过程,会使大脑血管运动中枢在兴奋之后引起脑血管收缩而加重供血不足,使脑血流缓慢,促使脑梗死的发生。

12. 忌发物 发物热性大,滋补性大,食后会使血压升高,甚至导致脑血管破裂出血,而使病情加重,如狗肉、羊肉、雀肉、鹌鹑蛋等。

13. 忌营养失调 本病患者由于偏瘫或运动障碍,活动减少,影响进食量,久则导致营养失调。如果没有足够的维生素、磷脂、必需氨基酸和足够的热能,必然会影响患者的预后和康复。因此,应注意改善饭菜花样,提高患者食欲,加强营养,促进身体的康复。

四、运动宜忌

脑梗死早期康复是很重要的。在梗死后一段时间内,脑组织可塑性很强,患者在这个时期能达到最大程度康复。早期康复治疗可以防止并发症的发生,如挛缩、过度异常肌张力、压疮等。这些并发症可使康复时间延长,增加了康复治疗的复杂性。

由于早期康复的目的是使患者潜能达到最大程度恢复及预防并发症的发生,因此早期治疗的重点是:增加患者的意识水平及定向能力,改善患者的认知功能,增加肌力,使肌张力正常化,预防挛缩的发生。

(一)适宜运动

1. 早期康复运动

(1)正确的体位摆放:体位摆放是很重要的,特别是对急性期偏瘫患者,正确体位摆放可有以下作用:预防骨骼肌畸形;预防压疮;预防循环功能异常(血液及淋巴)和向大脑传入正常冲动,中风患者有暂时传入功能丧失;增强患者对于患侧的感知能力。

如果在一个位置上躺数小时,可使运动功能丧失或感觉缺失或感觉缺失加重。体位变化可以产生不同的正确刺激,促进感觉功能的恢复。

另一方面,不正常体位可以引起关节僵硬,关节活动度降低及肌肉挛缩,这些均可加重脑梗死患者的残疾。

每隔2～3小时即应对患者的体位进行转换和矫正,如从仰卧位到侧卧位等。这样身体各个关节的不同位置均可传入大脑,给大脑正常的刺激。

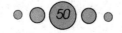

所有体位均可影响身体各部位肌张力的分布。一些体位可用于增强肌肉张力,另一些体位则降低肌肉挛缩。因此,正确体位可使肌张力正常化,促进患者康复。

颈部位置同样可以影响肌肉张力(如颈部屈曲可引起上肢屈肌张力的异常增高),因此在垫枕头时要注意枕头的高度。在进行体位摆放时首先要注意肩部及髋部位置,这两个部位应抬高,肩关节处于外旋位,髋关节轻度内旋位。

在进行所有治疗时均应考虑到患者的体位,任何时候都应将身体视为一个整体,在活动上肢时,要注意下肢体位,反之亦然。

在早期患者体位是被动摆放的,用软枕头、卷起床单或毛巾来维持,要避免对皮肤的强烈刺激,如用枕头放在足底来维持足的正确位置及膝的微屈。

转换体位时一定不要在上肢远端牵拉上肢,如从手或腕部牵拉,必须对上肢远端及近端均进行支持并缓慢进行活动(图1、图2)。

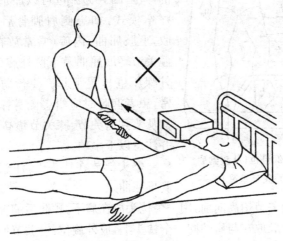

图 1 不要从上肢远端牵拉上肢

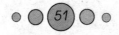

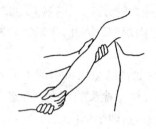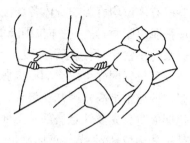

图2 对上肢的正确支持手法(远、近端均支持)

随着患者病情的恢复,需要的支持越来越少,或可以自己改变体位。正确体位及支持手法不仅可以预防并发症,也可作为治疗的一部分,促进患者运动功能的恢复,使患者在日常生活中即得到治疗。

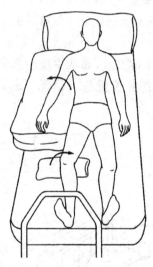

图3 仰卧位(从头到肩、膝关节垫高)

①仰卧位。仰卧位不是一个好的体位,因为仰卧位可以加重患者的痉挛模式,如患侧肩胛骨后缩及内收,上肢屈曲、内旋(常常放在胸前)髋关节轻度屈曲及下肢外旋(可引起外踝压疮),足下垂。要预防这些异常,患者仰卧时应给患侧身体长轴方向从头到肩关节、膝关节垫高(图3),并注意以下事项。

●头部放在枕头上,注意不能使胸椎屈曲。

●肩关节抬高向前,用一个枕头放在肩下,预防后缩。

●上肢放在与肩的同一个枕头上,成外旋位,肘关节伸直。

●腕伸展、旋后,手掌放在枕头上,拇指外展。

●臀部下面放一枕头,预防骨盆后缩及下肢外旋(下肢应放在中立位)。

●用一毛巾卷放在膝关节下面,使膝关节略屈,防止下肢外旋。

仰卧位也可定时将上肢抬高过头,一些患者在阅读时可采取这个姿势(图4)。任何时间均应避免半卧位,这可以加重躯干屈曲及下肢伸展(图5)。

②患侧卧位。患侧卧位对患者非常重要,在早期即可采取这个体位,许多患者后期喜欢患侧卧位。患侧卧位可拉长患侧,降低痉挛,增加患者对患侧感知。这个体位还可用健手做一些事情,如盖被子、调整枕头位置等。

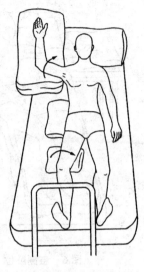

图4 仰卧位将上肢抬高

对头部进行支持,如头部感到舒适,患者可很好保持这个位置入睡,头位在上颈部屈曲,避免后伸。躯干略向后旋,后背垫一硬的枕头。患肘伸直,前臂旋后,手掌朝

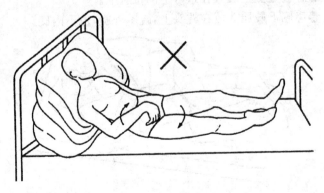

图5 避免半卧位

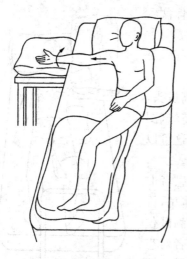

图6　患侧卧位

上。健侧上肢放在患者身体上部，如果将其放在身体后面，可引起躯干后倾，导致患者的肩胛后缩。健腿髋关节及膝关节弯曲放在枕头上（图6）。

③健侧卧位。患者向健侧卧位要比向患侧卧位难，因此在早期需要别人帮助。健侧卧位容易将患侧肢体置于抗痉挛体位，而且这个体位可用于防止压疮的发生及促进患侧的胸式呼吸（图7）。

●头同样放在枕头上，保证患者感到舒适。

●躯干与底面成直角，即患者身体不能向前呈半俯卧位。

●患侧上肢放在枕头上，抬高至100°左右。

●肘关节、腕关节及手指伸直，手掌向下。

●患者健侧上肢放在最舒适的位置上。

●患侧下肢屈曲放在枕头上，既不外旋，也不内旋。

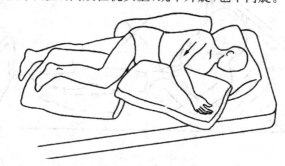

图7　健侧卧位

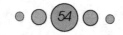

●健侧下肢平放在床上,髋关节伸直,膝关节轻度弯曲。

④床上坐位。在患者离床前先让其坐着,坐的姿势非常重要。患者后背用枕头支持,躯干伸直,防止躯干向患侧弯曲(图8)。

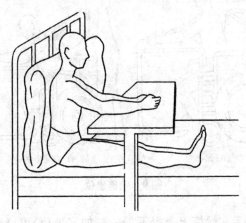

图8 床上坐位

●躯干伸直(枕头垫在后背,而不是垫在后枕部)。

●双侧臀部同样负重。

●上肢及手伸展,肩关节前伸、外旋。

⑤坐在轮椅上。患者坐在合适的轮椅上容易达到并保持直立坐位。因此,如病情允许的话,应尽早将患者从床上转移到轮椅上。如果患者在辅助情况下也不能站立及行走,患者就很适合坐在轮椅上,这样患者可被容易转移到治疗室或其他检查科室,还可欣赏到室外景色。由于轮椅靠背使患者躯干过度屈曲,可在背部垫一木板,帮助患者伸直躯干。当患者坐在轮椅上不动时,双上肢放在前面桌上,脊柱伸展,髋关节屈曲。患者以这种姿势坐在轮椅上可以防止患者向前滑而呈半坐位,在轮椅中的半坐位应该在日常生活中尽量避免。患者以正确姿势坐在轮椅上可以保持很长时间,可以看电视,同别人谈话,甚至可以阅读和书写(图9)。但是,

脑梗死早期患者容易出现疲劳,因此应经常让患者躺在床上休息。

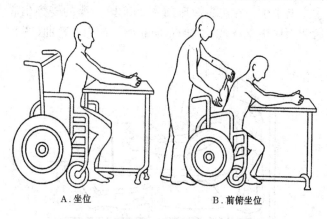

A.坐位　　　　　　　　　B.前俯坐位

图9　轮椅坐位

　　如果患者在轮椅上坐得不舒适,(如半坐位)可以加重异常的张力及异常姿势,因此应经常纠正患者坐姿(图10)。

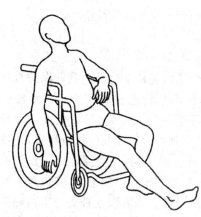

图10　轮椅半坐位(避免)

在纠正患者在轮椅上位置时,治疗师或护士应将其双脚平放在地面上,膝关节屈曲。治疗师或护士站在患者前面,用双膝顶住患者膝关节防止下滑,帮助患者身体前倾,患者握住双手,身体尽量前倾,双手在治疗师身体一侧前伸,治疗师可以在其股骨大转子水平抓住臀部。治疗师身体后倾,将患者抬离轮椅座位,用其膝关节顶住患者膝关节,将臀部放在正确位置上。这个方法也可以为坐位到站位做准

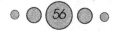

备,在抬起臀部同时将重心转移到双脚上(图11、图12)。

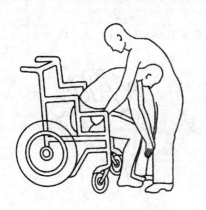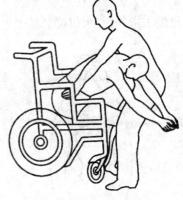

图11　纠正患者位置(1)　　　　图12　纠正患者位置(2)

(2)治疗手法及床上移动:手法治疗是脑梗死康复中的重要组成部分。它贯穿于脑梗死存活者恢复过程中的任何阶段,而且与专业人员、非专业人员及家属均有关系。手法应用于所有日常生活的活动中。熟练手法可以加快恢复速度,错误手法可增加患者混乱程度,使残疾程度加重。

手法治疗促进本体感觉、指导(手势)和(或)辅助运动结合在一起使患者运动尽可能正常,对身体所有部分的整个运动过程均应施用手法,这对于病情恢复很重要。

在进行手法治疗时要让患者注意力集中,如患者感到疲劳,休息一会儿或换另一种活动来刺激患者的兴趣。尽量避免患者用健侧的躯体来代替,不要让患者过度用力,否则可使肌张力增高,运动不能。

①双手五指交叉握住,自己进行上肢活动。治疗师应教患者如何进行患侧肩关节被动运动,由于肩关节的特殊结构及其在日常生活中的功能,它是最易受损的关节,而且制动后易发生挛缩。

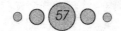

脑梗死后为了保持肩关节的活动性,可让患者双手手指交叉握住,偏瘫手大拇指放在上面,保持一定程度外展。由于健侧手指可使患侧手指外展,可以降低整个上肢屈肌痉挛(图13、图14)。

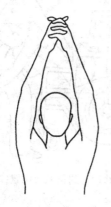
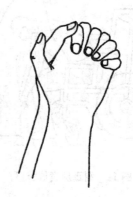

图13　患侧肩关节被动运动　　图14　双手手指交叉握住

　　不管是卧位、坐位或站立位,治疗师应教会患者双手握住前伸,在上肢上举后要保证肩胛骨前伸。双侧肘关节伸直,双手握住后,患者可将其上肢举过头,这个活动可反复进行。康复小组所有成员及其家属应对其进行鼓励。即使是在进行输液时,也可小心进行肩关节正常范围内的运动。教会患者正确进行上肢运动非常重要,否则可损伤肩关节,导致肩痛,使患者不愿意再活动。这项活动也可在治疗过程中进行。

　　在运动或转移时应注意保护患侧肩关节及手,双手放在前面正中位置,双手握住后可刺激感觉系统,增加对患侧的感知能力。双手前伸可防止肩胛骨甚至整个上肢的后缩,使患者运动变得容易一些。在行走时,双手前伸还可防止上肢联合反应。

　　由于患者用健手握住患手,在其运动时不能推拉患手,患者其他部位运动更加正常,躯干运动对称,负重能力提高。

　　双手握住还可预防患手挛缩,并可做一些练习来防止肌肉痉挛,拉长痉挛肌肉。在白天患者坐立时,可以双腿交叉,双手握住后放在膝关节上,这样可以保证正常姿势。

患者坐立时,双手握住后放在膝关节上,防止患侧上肢屈曲,重心放在患侧(图15)。

②床上运动

●向一侧运动。患者双下肢屈曲,双脚放在床上,然后抬高臀部移向一侧。辅助者可以将患膝下压,并向床尾方向牵拉。然后患者移动肩部,辅助者要防止肩胛骨后缩。患者向床头或床尾移动时,也可采用这个动作(图16)。

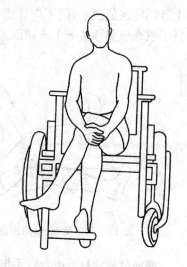

图15 双手握住后放在膝关节上

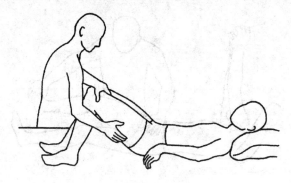

图16 向床尾方向牵拉

●向患侧翻身。翻身动作有治疗作用,因为它可刺激整个肢体的反应及活动。当患者向患侧翻身时,辅助者对肩关节的支持也很重要。患者抬高健腿并向前摆动,不必从后面推。患者健侧上肢同样向前摆动,但不应让患者抓住床单来帮助翻身。辅助者将手放在患侧膝关节上来帮助患侧腿向侧方向旋转(图17)。

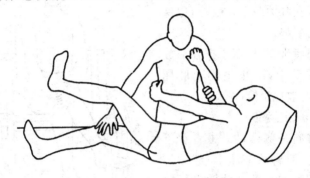

图17　向患侧翻身,防止患侧的肩关节损伤(右侧偏瘫)

●向健侧翻身。患者双手握住,这样可以支持患侧上肢,辅助者帮助患者的患侧下肢屈曲及向前,然后躯干开始旋转,身体对线,骨盆旋转,呈健侧卧位。同样需要对患侧上肢进行支持(图18)。

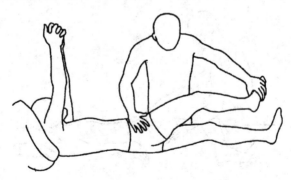

图18　向健侧翻身(右侧偏瘫)

③床边坐立。患者从患侧坐起可以起到治疗作用,正常情况下,当我们从一侧坐起时,该侧应在前面。对于偏瘫患者来讲,患侧应该向前,而不应该后缩。从仰卧位坐立时,患者先将患侧下肢

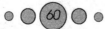

移向床边,并保持膝关节屈曲,辅助者应帮助患者进行这项运动,然后患者将健手放在患侧前面,旋转躯干,再用健侧上肢支撑呈坐立位,健侧下肢自然摆动来帮助坐立,头逐渐呈直立位,患侧躯干拉长。辅助者将一只手放在患侧肩部,另一只手放在健侧膝部,帮助患者坐立(图19)。从坐位到卧位的动作正好相反,辅助者将患侧肩部拉向前方帮助患者躺下。

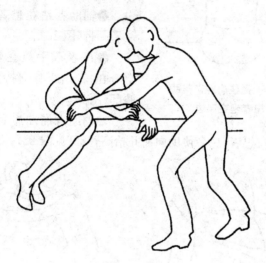

图19 床边坐立

(3)从床到椅(或轮椅)及由椅(或轮椅)到床的转移:进行床到椅之间的正确转移可使患者在后期能容易站起来,还可以帮助患者在无伸肌模式的情况下用患侧负重。

使用可以调节高度的床对于转移很有帮助,可将床降至接近椅子的高度。在家中床的高度接近椅子高度,而在医院内病床高度常常不能调整,因此在转移过程中可能损伤患者。如果床很高的话,治疗师在转移患者过程中,一定不要抬患侧肩部或牵拉患侧上肢,这样会损伤肩关节。

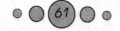

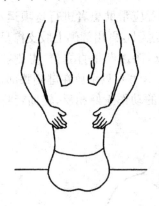

**图20 握住肩胛带帮助
患者坐在床边**

①从床转移到椅（帮助下）。首先帮助患者坐在床边，然后让患者前倾，双脚平放在地面站立、旋转、坐下。患者赤脚 可以刺激足底部感觉，并可防止滑倒。具体步骤如下。

●辅助者站在患者前面，握住肩胛带（图20）。

●患者双手放在辅助者肩上，辅助者用双膝支持患者患侧膝部（图21）。

●辅助者屈曲患者身体，从肩膀中提拉患者，患者协助向前并抬高臀部（见图22）。

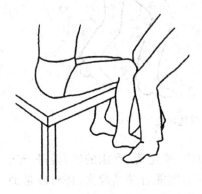

图21 用双膝支持患者患侧膝部

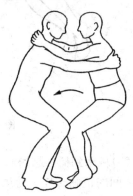

图22 从肩部提拉患者

●当患者抬起臀部时,辅助者需帮助患者向椅子或床旋转（图23）。

②部分帮助从床到椅子转移（图24）。

●患者双手握住,前伸放在凳子或椅子上。

●双脚平放,足跟接触地面。

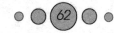

●抬起臀部，身体旋转到椅子。

●辅助者从骨盆或肩胛骨处帮助患者转移。

③无帮助情况下转移（图25）。肩部前伸，双手握住，肘关节伸直；患者身体前倾，头超过双足，站立，旋转，将重心部分转移至患侧；患者坐在床上。

（4）关节活动范围内的运动：正常运动可以向大脑

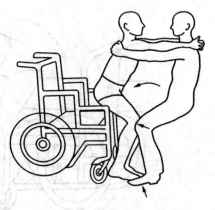

图23　帮助患者向椅子或床边旋转

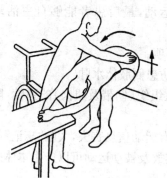

A.辅助者从骨盆处帮助患者抬高臀部

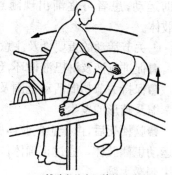

B.辅助者从肩胛处帮助患者

图24　部分帮助从床到椅子转移

传入正确感觉信息，脑梗死后运动功能丧失，传入冲动中断，大脑"忘记"基本运动，这是运动功能丧失的主要特点。早期被动运动的目的不仅是保持各个关节的活动范围，而且可保持大脑对运动的"记忆"。早期运动是被动运动，当患者病情改善后，可进行主动

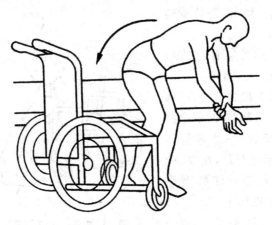

图 25　无帮助情况下转移

辅助运动,患者可逐渐出现随意运动,最后患者能够自主活动其肢体。

　　①关节活动的重要性及注意事项。

　　●促进血液及淋巴液循环,预防患侧肢体水肿。

　　●保持关节功能活动范围及软组织(韧带及肌肉)的弹性,防止挛缩及畸形的发生。

　　●脑梗死后,由于患侧肢体所有运动信息丧失,大脑"忘记"如何运动患侧肢体。通过正确体位摆放及被动运动可以产生本体感觉来刺激大脑。

　　●瘫痪的所有关节的各个生理活动方向均要进行被动运动,被动运动要缓慢(快速运动可增加关节僵硬度)及轻柔(避免关节脱位或其他损伤)在早期应特别注意保护肩关节及髋关节。

　　●在进行肩部及髋关节运动时,要注意体位摆放,在进行上肢运动时要注意下肢体位,反之亦然。例如,在仰卧位进行肩关节运动时,患侧下肢应放在抗痉挛位置(髋关节前伸,内旋,屈曲,膝关节及踝关节屈曲)。

●患者应学会自己进行上肢关节活动范围内的运动,如双手握住,用健侧上肢带动患侧上肢。

②活动头部。颈部可通过紧张性颈反射而影响整个身体的张力,从而在维持平衡中起到重要作用。人类许多正常运动功能依赖于颈部的运动。因此,在发病早期,通过正确体位摆放及被动运动来保持颈部的活动性非常重要。头部应向各个方向进行运动,特别是向一侧屈曲。治疗师用一只手固定患者一侧肩胛骨,用另一只手将头向对侧运动。

③旋转躯干上部。为了防止胸椎丧失活动性,治疗师应屈曲并旋转躯干上部,在上肢向中线移动及正常行走过程中需要这个动作。屈曲及旋转可以防止胸椎僵硬,当患者长时间卧床或坐在轮椅上不动时可以出现这种情况。

●辅助主动运动。治疗师站在患者床边面对其躯干,将患者对侧上肢放在他的肩上,双手放在患者肩胛骨上,双手重叠在一起,靠近头部的手放在上面。患者完全放松,治疗师向对侧臂部方向抬高胸部,重心向一侧转移。让患者配合治疗师的运动,不要有任何阻力,头仍然放在枕头上。如果患者躯干僵硬或过度活动,躯干可能只能在伸展状态下旋转。治疗师应仔细观察胸部运动及位置,如果需要的话,可将一只手放在胸骨柄上来帮助躯干的屈曲旋转,被动运动至没有阻力时为止(图26、图27)。

●促进主动运动。治疗师将患者躯干上部尽可能地屈曲旋转,然后让患者抬头。治疗师将一只手放在患者头部,帮助患者将颏部伸向胸部正中,头部向上方轻度侧屈,治疗师鼓励患者自己保持躯干屈曲旋转位置,给予支持逐渐减少(图28)。

患者肩部运动比较困难,纠正肩部位置可增加躯干屈曲程度,为此治疗师可给予另外的支持。治疗师将上肢从头部绕向对侧肩部,用手引导肩部向足部运动,其上肢还可将头部放在正常位置。治疗师的另一只手放在患者胸廓下端,辅助腹肌运动,躯干侧屈很

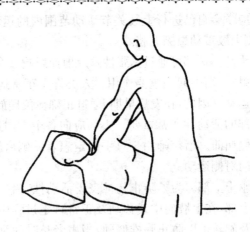

图 26　被动屈曲旋转躯干

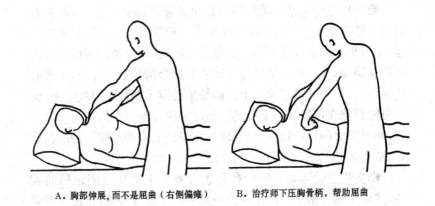

A．胸部伸展，而不是屈曲（右侧偏瘫）　　　B．治疗师下压胸骨柄，帮助屈曲

图 27　辅助胸椎屈曲

重要，因为可以动员所有腹肌运动（图 29）。

　　当患侧躯干前伸时，治疗师需要对患侧上肢进行支持，防止其坠落。一般情况下，治疗师可以用其上肢来固定患者的上肢。如果不行，可将其手放在面颊部，然后通过头侧屈来固定，躯干反复

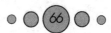

旋转后,整个上肢的张力受抑制,患者上肢可以放在治疗师肩部,左右躯干旋转都要进行练习,直至患者需要治疗师很少的帮助为止(图30)。

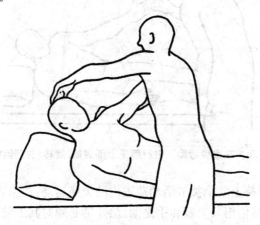

图28　患者主动保持躯干旋转屈曲位置,头放在正确位置上,治疗师减少辅助(左侧偏瘫)

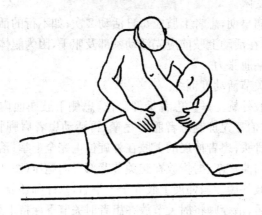

图29　辅助躯干屈曲、旋转及侧屈。治疗师将其肋骨向内下压,患者将手放在其头部(左侧偏瘫)

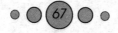

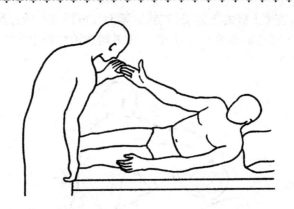

图30 在很少帮助下进行躯干上部屈曲、旋转(右侧偏瘫)

(5)保持上肢全关节活动范围内的无痛运动:在患者日常生活活动中能够使用其上肢和手之前,治疗师必须对其上肢进行运动,防止关节活动受限。痛性痉挛可延缓或抑制功能活动恢复,并造成患者痛苦,由于上肢关节活动范围大,如不注意的话很容易引起活动范围受限。

在发病早期,患者上肢应每日活动2次;如不行的话至少应该活动1次,在活动上肢前应先活动颈部及躯干,因为躯体近端运动可抑制远端肌张力。

①肩关节活动度训练

●上肢外旋上举。患者呈仰卧位,患侧下肢屈曲内旋。在活动上肢前,治疗先抑制患者躯干痉挛;再活动患者肩胛骨,其手同时支持肱骨头;患者伸展的上肢在外旋位上完全上举;治疗师抑制患者手的屈曲痉挛,拇指放在腕关节背部反向施压(图31)。

●上肢外展。当伸展上肢完全上举后,治疗师还要外展上肢,伴上臂旋后,治疗师将肘关节放在患者肘关节下保持上肢伸直,同时防止肩关节后缩,这个运动保持了肩关节屈肌及内旋肌的伸展(图32)。

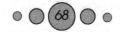

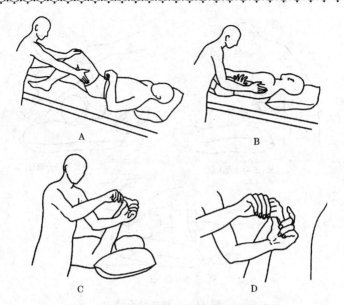

图31　完全抑制上肢屈曲痉挛（左侧偏瘫）

A. 在活动上肢前,治疗师先抑制患者躯干痉挛;B. 治疗师活动患者肩胛骨,同时用手支持肱骨头;C. 患者伸展的上肢在外旋位下完全上举;D. 治疗师抑制患者手的屈肌痉挛,其手的拇指放在腕关节背部反向施压

●上肢主动运动。当对患者进行被动运动无阻力后,患者可试着主动活动上肢,但不要过度用力,治疗师让患者将手放在额头上,然后将手放在另一侧肩部,在适当的帮助后患者可保持这个姿势,而且不伴有屈曲模式。同样,患者可将自己手

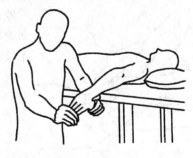

图32　上肢外展

放在其额头上,然后放在治疗师的额头上(图33)。

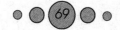

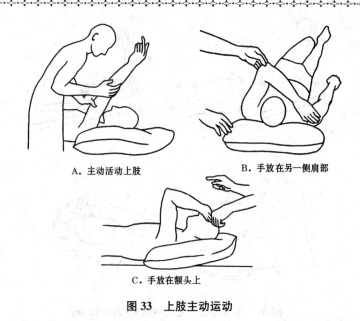

A. 主动活动上肢　　　　B. 手放在另一侧肩部

C. 手放在额头上

图 33　上肢主动运动

●需要注意的问题:在脑梗死起病前几个月,患侧肩胛骨下沉并旋转,关节盂下滑,肩关节被动固定机制丧失,这样盂肱关节的完整性主要依靠旋袖肌,在旋袖肌肌张力低的情况下,当患者站立时肱骨头下滑,出现肩关节无正常肌肉保护时容易受损,治疗师在活动上肢时一定要注意关节的线性关系。

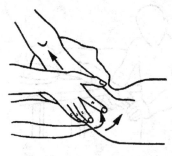

图 34　将肱骨头重新放在关节盂内,保持肩关节线性关系

当治疗师用一只手抬高上肢时,另一只手要将肱骨头重新放在关节盂内,同时避免触及肩峰,保持肩关节线性关系,轻轻上抬肱骨头,可牵拉下沉的肩胛骨,使其上抬并旋前,这样肩关节可以自由运动(图34)。同时要将肱骨外旋,避免肱骨大结节触及喙突肩峰弓。当运动上肢无任何阻力后,治疗师应鼓励患者主动控制上肢运动,特别是肩关节运动,如在支持患者上肢放在其头上部时,治疗师可让患者抬高其手来触及他的下颌。

②肘关节活动度的训练。肩关节基本肢位,90°屈曲位,外展位180°,前臂回旋外展,肘关节伸展,手掌向同侧肩部挤压使肘关节屈曲,达到最大屈曲位(图35)。停止后把肘关节伸展恢复到开始的肢体位。

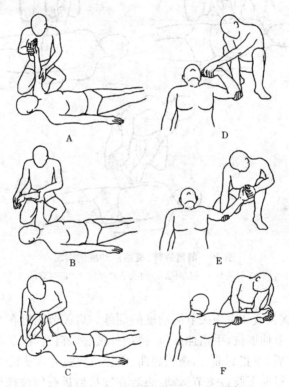

图35　肘关节活动度的训练

A. 上肢90°屈曲位臂;B. 前臂回旋外展位;C. 前臂最大回旋外展位;
D. 上肢180°外展位;E. 肩关节伸展位;F. 肩关节最大伸展位

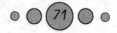

③前臂旋前、旋后活动度的训练。关节基本的肢位固定在肘关节90°屈曲位,腕关节背屈,手指伸展,拇指外展位,使前臂旋后,到最大旋后位停止,然后做前臂旋前(图36)。

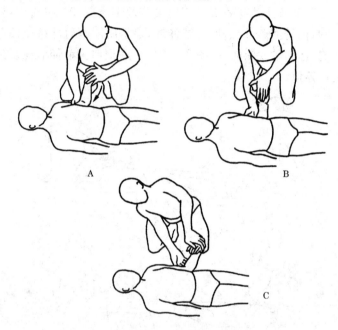

图36 前臂旋转、旋后活动度的训练
A. 肘关节90°屈曲位;B. 肘关节背屈位;C. 前臂旋位

④腕关节和手指关节活动度的训练。肩关节固定在90°屈曲位,肘关节伸展位,手指伸展位,拇指外展、外旋位使腕关节背屈。背屈90°后,手指屈曲位,拇指屈曲、内旋位使腕关节掌屈(图37)。

(6)早期下肢各关节运动:患者在发病后进行体位摆放时,髋关节要轻度屈曲并内旋。与体位摆放相结合,髋关节活动包括骨盆带旋转,髋关节屈曲、伸展与旋转、搭桥等。

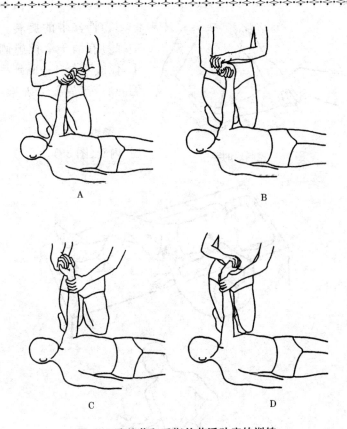

图37 腕关节和手指关节活动度的训练

A. 肩关节 90°屈曲位;B. 腕关节背屈位;C. 手(拇)指屈曲位;D. 腕关节掌屈位

①应注意控制足的手法。该手法用于牵拉小腿肌肉练习及活动膝关节时控制足。在进行牵拉练习时,将足跟向下拉,将足底向上推(图38)。

治疗师用一只手将患者膝关节抬起,另一只手所握住足,将足跟轻轻外翻及向下拉,用前臂控制足底,将足底向上推。

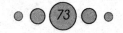

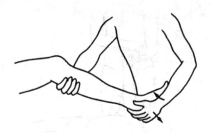

图38 控制足的手法

②骨盆带的旋转。这项练习有助于牵拉患侧躯干,促进躯干自一侧到另一侧的旋转(肩关节外旋,下肢内旋)。

●患者呈仰卧位,下肢屈、内旋(图39)。

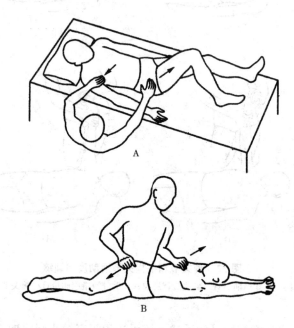

图39 骨盆带的旋转
A. 肩关节外旋位;B. 下肢内旋位

●治疗师用一只手压住患者肩关节,另一只手放在患者骨盆处牵拉躯干(特别是患侧)。

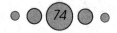

③膝关节屈曲位屈髋。从仰卧位双下肢基本肢位开始,髋关节既不外旋,也不内旋。髋关节、膝关节屈曲使膝关节接近胸部。对侧下肢固定在基本肢位。当完全屈曲后才可恢复到原先肢体位置(图40)。

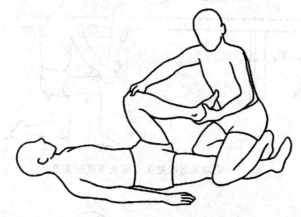

图40　膝关节屈曲位屈髋

④膝关节伸展屈髋。适用于膝关节屈曲肌挛缩时。膝关节伸展位,踝关节背屈做髋关节屈曲,对侧下肢固定在基本肢位。

⑤髋关节完全伸展及屈曲。髋关节完全伸展对于后期走路很重要,在患者进行下列活动时,其双手应握住,掌心接触,肘伸直,放在头上,这样可以保持肩关节前伸、外旋及完全上举,这对于已出现上肢痉挛患者尤为重要。

患者呈仰卧位,健侧下肢屈曲,将患侧下肢放在床边;治疗师帮助患者在膝关节屈曲情况下屈髋关节;治疗师帮助患者再将患侧下肢放在床边(图41)。

⑥髋关节主动内旋及外旋。患者呈仰卧位,治疗师帮助患侧下肢置于屈曲位,然后双膝同时向一侧运动(图42)。患者早期练

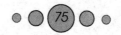

习髋关节旋转,有利于以后的搭桥运动。

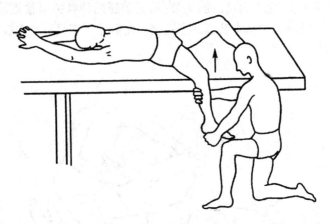

图 41　帮助患者在膝关节屈曲下屈髋关节

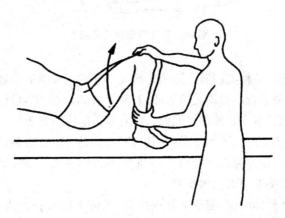

图 42　双膝同时向一侧运动

●患者在不抬高骨盆或健腿不活动情况下,内旋及外旋髋关节,双足放在床上(图 43)。

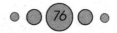

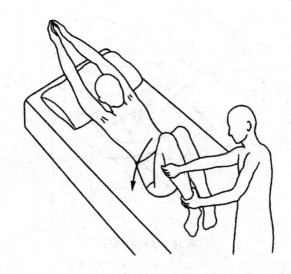

图 43   内旋及外旋髋关节

●患者旋转髋关节并控制运动(图 44)。

⑦髋关节内收。双膝屈曲紧靠在一起,防止髋关节外旋;可将一些物体放在双膝关节中间(如硬皮本、球等);让患者用眼看着膝关节,将双膝关节用力靠近,并保持这个姿势(图 45)。

⑧桥式运动(髋伸展)。这项练习对臀部功能运动的恢复很重要,从护理角度上考虑这项运动可以帮助换床垫、穿脱衣服、定时抬高臀部,还可预防压疮的发生,由于做该动作时髋关节处于伸展位而膝关节处于屈曲位,抑制了下肢的伸肌痉挛,促进了分离运动拉伸。当患者能够轻松做这个运动后,以后走路不会发现膝关节被锁住现象。因此,在发病早期即应进行这项活动。

患者呈仰卧位,双膝屈曲,患者抬高臀部并保持平衡。治疗师一只手放在患侧股骨下端,将膝关节向下压,并将股骨踝部向足方向牵拉。另一只手的手指伸直刺激患侧臀部,帮助患者伸展(图

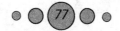

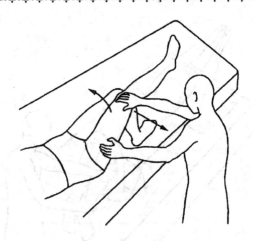

图 44　旋转髋关节

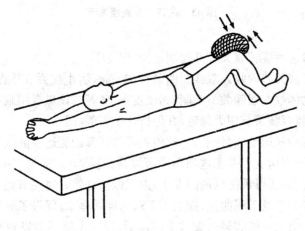

图 45　双膝关节用力靠近并夹物体

46）。然后让患者健足抬高离床面,这样所有重量放在患侧,患者应保持骨盆平位,不要让骨盆向健侧旋转。治疗师减少帮助,患者自

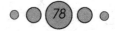

已控制这项运动,膝关节不要伸展及倒向一侧(图47)。随着患者运动控制能力的提高,患者可单独用患侧下肢抬高和降低臀部。

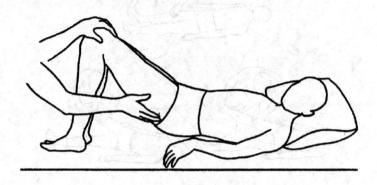

图46 治疗师促进手法

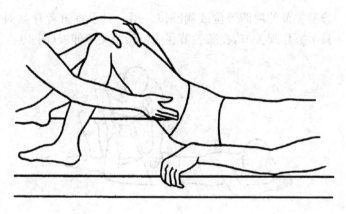

图47 减少帮助

⑨髋关节外展。膝关节伸展位髋关节做内旋、外旋,足背屈外翻,髋关节做45°以上外展后再恢复到原来肢位(图48)。

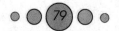

79

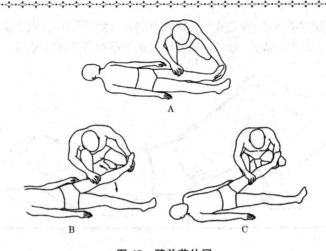

图48　髋关节外展

A. 髋关节内旋位；B. 足背屈外翻位；C. 髋关节外展位

⑩髋关节伸展俯卧位或侧卧位。用一只手将患者骨盆固定，另一只手握住踝关节，在膝关节屈曲位做髋关节伸展(图49)。

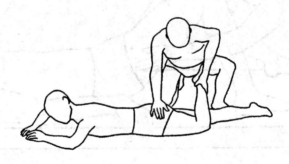

图49　髋关节伸展

⑪俯卧位或侧卧位膝关节的活动。髋关节伸展位，固定骨盆做膝关节屈曲。膝关节做最大屈曲后再节伸展(图50)。

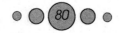

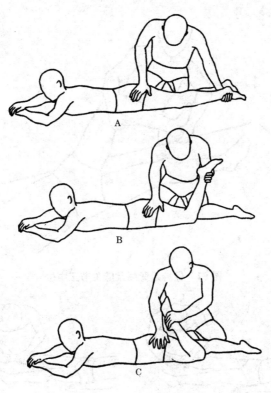

图 50　俯卧位膝关节的活动

A. 伸展位；B. 屈曲位；C. 最大屈曲位

⑫仰卧位膝关节的活动。仰卧位，辅助膝关节适度屈曲和伸展可以刺激屈膝关节的肌肉收缩（良好的膝关节功能需要屈膝和伸膝肌肉的配合）。在膝关节由屈至伸时，治疗师要保持足背屈及膝关节正中位即不外旋也不内旋（图 51）。

⑬踝关节活动度训练。膝关节固定在伸展位，治疗师用手一边向足底方向牵拉，一边做踝关节背屈，踝关节稍外翻（图 52）。

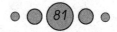

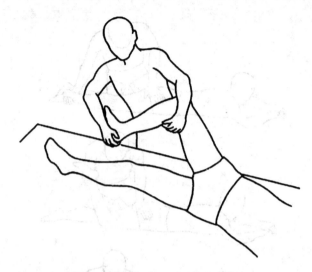

图 51 保持足背屈及膝关节正中位

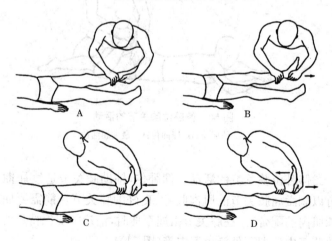

A   B

C   D

图 52 踝关节活动度训练

A. 伸膝位；B. 足底牵拉；C. 踝关节背屈位；D. 踝关节外翻

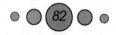

2. 坐位平衡的训练　脑梗死患者康复治疗的最终目的是使患者能够重新在道路上行走并不被别人注意。要达到这个目标,必须训练患者在各个方向对重力产生快速、自动的反应。患者必须重新获得一些保护性反应,这样不至于失去平衡而摔倒。

患者坐位及站立位的练习可以刺激控制躯干的肌肉。活动或让患者自己向一侧、向前或向后运动,可增加患者身体移动性。身体向重心相反方向运动,将身体控制在某个姿势及控制向重心方向运动速度,均可激活躯干的肌肉活动。

(1) 选择性躯干下部屈曲及伸展:在进行其他坐位活动之前,患者应该会自己矫正坐位姿势。正常步行及选择性上肢活动的前提是腰椎的稳定。

①治疗师站在患者前面,将一只手放在患者肩上,预防肩关节向后倾斜。

②治疗师的另一只手放在腰椎部位帮助患者伸脊柱及屈髋。

③治疗师的一只手仍然放在患者患侧肩部,让患者屈曲躯干,治疗师的另一只手放在腹部来辅助这项运动。

④患者颈部同样屈曲(图 53)。

⑤治疗师让患者头及肩部直立,只屈曲及伸直下部躯干。

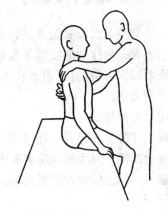

⑥治疗师指示患者的运动只出现在脐下。

图 53　伸直躯干来矫正
骨盆位置(右侧偏瘫)

⑦当腰椎屈曲及伸直范围增加后患者仍能保持胸椎稳定后,可在椅子或凳子上进行这

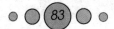

项练习,双足放在地面上(图 54)。

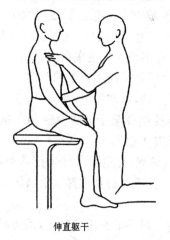

伸直躯干

图 54 在保持腰椎稳定情况下选择性活动下部躯干(右偏瘫)

⑧治疗师坐在 Bobath 球上,一只手放在患者胸骨柄处,另一只手放在胸背部或腰背部,选择性躯干下部屈曲、伸展(图 55)。

(2)重心向一侧转移:坐位向一侧运动需要有平衡反应,这种平衡反应依赖于选择性躯干活动,特别是侧屈与胸腰椎伸展相结合,躯干向一侧屈曲需要腹部肌肉的收缩,特别是腹外斜肌。坐位的许多功能活动需要平衡反应,如穿袜子及穿鞋。正常步态也需要选择性肌肉收缩来维持平衡。

当患者在治疗师的帮助下能够进行躯干向两侧的移动后,治疗师逐渐减少支持,直至患者在无准备的情况下改变方向时也能保持平衡为止。

①向患侧移动

●治疗师坐在患者一侧,将其重心向患侧转移。

●治疗师一只手放在患者腋下提拉患侧躯干。

●另一侧上肢放在患者后面,手放在健侧腰部,帮助患者缩短健侧躯干。

●有时患者因患侧髋伸展无力,不能支持患侧,患者代偿性抬高健侧肩部,这时治疗师应该用手将健侧肩部向下按(图 56)。

②向健侧移动。患者很难将重心向健侧移动。正常的平衡反应是颈部及躯干向患侧屈曲,患侧下肢伸展、屈曲、外展。所有这

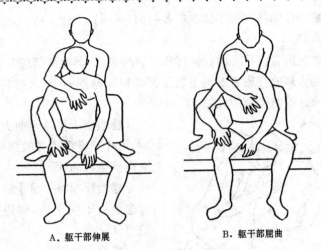

A. 躯干部伸展　　　　　　B. 躯干部屈曲

图 55　选择性躯干伸展和屈曲

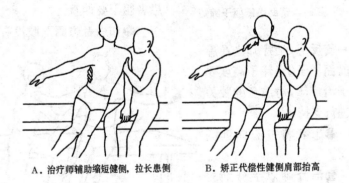

A. 治疗师辅助缩短健侧，拉长患侧　　B. 矫正代偿性健侧肩部抬高

图 56　促进躯干向患侧屈曲(左侧偏瘫)

些运动均需要腹部肌肉收缩来稳定腰椎和骨盆,侧屈躯干,患者常常不能外展其伸展的下肢来维持重心平衡。

●如果患者不能自己缩短躯干,治疗师在其健侧跪下,将患者上肢放在其肩上。

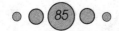

●治疗师将一只手放在患者前面,另一只手放在后面,握住患侧下肋部。

●让患者将重心向健侧转移,治疗师有节奏地帮助患者运动,通过其肩部放在患者健侧上肢下面来拉长健侧躯干,通过其双手来帮助患侧躯干缩短(图57)。

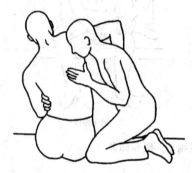

图57 帮助患侧躯干缩短

常平衡反应,治疗师坐在患者前面凳子上,凳子高度要低于治疗床,对患者的膝关节进行支持。

●患者将重心向健侧移动。

●治疗师双手分别放在患侧下肢膝部及足部使其伸直放治疗师膝上。

●治疗师用另一侧下肢将患者健侧下肢内收及外旋(图59)。

●当躯干被动屈曲无阻力后,治疗师坐在患者的患侧,让其向健侧移动(图58)。

●治疗师将一只手放在患者患侧肩上向下压,促进头部的直立反应。

●治疗师用另一只手虎口部刺激其躯干侧屈,还应注意患者躯干要伸直。

●如患者患侧下肢没有正

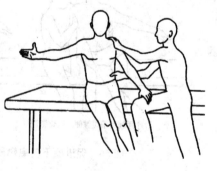

图58 促进躯干侧屈,重心向健侧转移(左侧偏瘫)

●当患者患侧下肢不再屈曲后,在躯干向健侧转移时治疗师

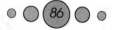

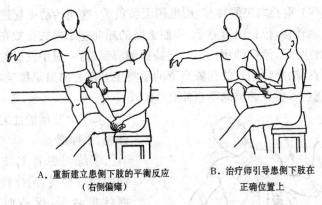

A.重新建立患侧下肢的平衡反应
（右侧偏瘫）

B.治疗师引导患侧下肢在
正确位置上

图59　治疗师对患侧下肢进行支持,抑制整体屈曲模式

可抬高其下肢,让患者将下肢控制住。

●治疗师对患肢以部分支持,防止患者过度用力抬高其患侧下肢。

（3）重心交替向双侧转移:治疗师坐在患者后面的Bobath 球上,将患者双上肢放在自己大腿上,治疗师通过双下肢的内、外旋辅助患者将重心向双侧移动,治疗师双手辅助患者头部向重心移动方向对侧侧屈(图60)。

患者还可通过一些功能活动来训练坐位平衡,如用健侧上肢从地上捡鞋等。

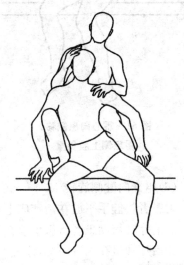

图60　重心交替向双侧转移

（4）重心向患侧转移，用患侧上肢负重：这项活动可促进重心向患侧转移，拉长患侧躯干，抑制上肢的屈曲痉挛模式。放在床上（或治疗床），治疗师用一只手支持患侧肩部，另一只手使患侧肘关节伸直；治疗师用其放在腋窝下的手将患者重心向患侧移动，拉长患侧躯干；患者的患侧手指伸直（图61）。

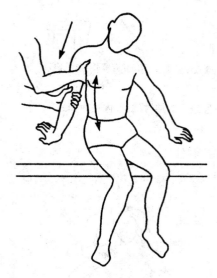

图61　重心向患侧移，
用患侧上肢负重

（5）上肢保护性向侧方伸展、手伸展

①练习患者上肢保护性向侧方伸展，治疗师用手握住患者手，保持肘关节伸直。

②在保持患侧上肢外旋情况下，治疗师对患侧手进行短暂、快速施压。

③治疗师重复这个手法，直到患者在负重时保持上肢伸直（不需对肘关节进行支持情况下）及手指伸直（图62）。

④将保护性上肢侧方伸展训练为一种自动反应。

（6）躯干向健侧旋转

①患者将健手平放在治疗床上，然后向健侧旋转。

②治疗师帮助患者将患手放在治疗床上，与健手平行。

③治疗师坐在患者一侧，用一只手握住患者上臂靠近其肩部并向前牵拉。

④治疗师用其腕部背侧在患者胸骨上施压，辅助患者屈曲胸椎，并将肩胛骨推向前方（图63）。

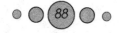

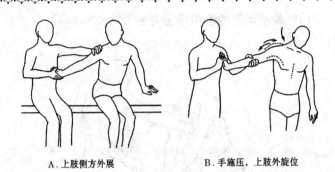

A.上肢侧方外展   B.手施压,上肢外旋位

图62 采用不同握手方式

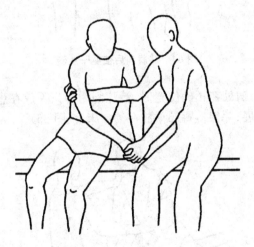

图63 帮助患者屈曲胸椎

⑤由于治疗师需用手矫正患者身体其他部位,可用大腿将患侧手轻轻固定在治疗床上,保持手指伸展。

⑥治疗师在纠正患者骨盆及患侧下肢前应先纠正肩部及躯干的位置。

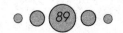

⑦治疗师用闲置的手引导患者的健侧肩部向后,促进躯干的旋转(图64)。

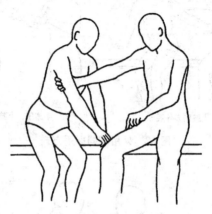

图64 健肩向后使躯干旋转

⑧当双肩处在正确位置时,治疗师用一只手放在患者患侧大腿,使其外展,并保持臀部平放在治疗床上(图65)。

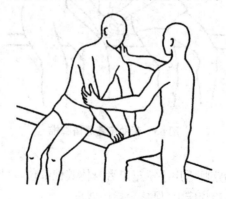

图65 臀部平放在治疗床上

⑨当偏瘫肩不再后撤,手的屈肌痉挛缓解后,治疗师换一下位

置,站在患者前面,用其下肢保持患者患侧下肢的外展位。

⑩治疗师用一只手在患者患侧辅助肘关节伸展,同时保持肩关节前伸。治疗师的手放在肱骨下端不仅可使肘关节伸展,还可通过手掌根部向下施压。

⑪治疗师另一只手的手背放在患者下季肋区,引导躯干屈曲(图 66)。

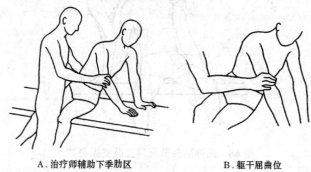

A.治疗师辅助下季肋区   B.躯干屈曲位

图66 手背放在患者下季肋区,引导躯干屈曲

(7)躯干向患侧旋转

①治疗师引导患者患侧上肢在另一侧。将手平放在身体侧方。

②当治疗师支持患者肘关节伸直时,患者将健手放在与患手平行的位置上,双肩保持一定距离。

③治疗师另一只手将患侧肩部拉向后方,其前臂放在肩胛骨上来矫正肩胛骨位置(图 67)。

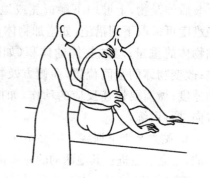

图67 治疗师辅助患者肘伸直(右侧偏瘫),双手在患侧支撑,躯干屈曲旋转

(8)重心在双上肢支撑下向后转移:治疗师站在患者后面,用手小心握住患者双侧上肢将其拉向后方,帮助患者支撑身体,轻轻屈伸肘关节,直至其上肢支撑身体(肘关节仍保持伸直)(图 68)。

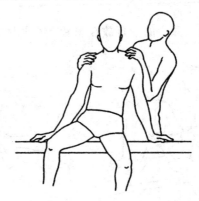

图 68　屈伸肘关节至其上肢支撑身体

(9)训练坐位平衡的功能性活动:患者可通过一些功能性活动来训练坐位平衡,如抬头看天花板,在双足不动的情况下向后看,上肢前伸及物(如拍治疗师的手、抓沙袋等),上肢侧伸及物,上肢后伸及物,上肢向下触板凳或地板。为增加患者功能活动的难度可采取下列措施,如增加物体与患者身体之间的距离;增加物体的重量;增加物体的体积(如球),使患者用双手才能抓住;改变物体的空间位置,向侧方及物比向前方更难;增加及物的速度;做需要快速反应的动作,如抓球;多在患者难以达到的方向进行训练。

3. 站立及坐下训练　能够站立及坐下是患者生活自理所必需的,站立也是进行其他活动的先决条件,如行走必须在站立后进行。简单地讲,在站立及行走所进行的活动中必须以站立为前提。有证据表明,站立是每日进行最多的活动之一,不能站立会明显影响患者自理能力。

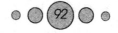

（1）站立训练

①正常站立。我们在站立时，伸展躯干向前，头的位置与脚垂直或更向前，躯干向前移动时，臀部及膝关节伸肌收缩，然后臀部离开座位，膝关节向前移动，越过双足水平，尽管臀部及膝部伸肌收缩活动增强，仍需膝关节进一步弯曲。双侧臀部保持在同一位置上，使双膝关节不至于靠近或分开。躯干前伸同时双上肢自然向前挪动（图69）。

②患者站立困难的原因。偏瘫患者不能按正常方式从坐位站立，因为这项运动需要躯干及下

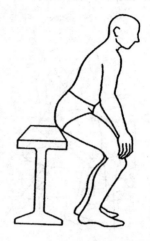

图69 从坐位站立需要躯干及下肢选择性伸肌收缩（正常模式）

肢选择性肌肉收缩。正确从坐到站对患者非常重要，因为如果按异常方式站立，共同运动就会被强化，经常重复这样的运动就会使下肢伸肌痉挛加重，而且患者迈出第一步也是异常的。如果按正常方式进行训练，就会重新获得下肢及躯干选择性活动，从而改善患者行走质量。

●当髋关节屈曲时，患者不能伸展躯干，需要伸肌活动时不能充分屈曲髋关节，所以患者不能将其重心充分前移，越过双脚。

●下肢肌无力时，患者通过健侧下肢力量来站立，身体向健侧倾斜。

●由于需要伸肌收缩，患侧髋关节内收，在伸肌共同运动中患者髋关节不内收是不可能的。由于患足跖屈及膝关节伸展，患侧足跟可能离开地面。

●由于患者一不能将其重心充分前移，而且由于共同运动髋肌

及跖屈肌同时收缩,身体及下肢后倾,而不是前移(图 70、图 71)。

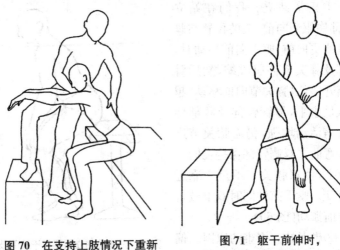

图 70　在支持上肢情况下重新
获得躯干伸展(右侧偏瘫)

图 71　躯干前伸时,
保持脊柱主动伸展

　　为了解决这些问题,重新获得有关肌肉选择性收缩,治疗师必须促进正常运动模式,预防异常运动的发生。

　　(2)从坐到站的训练

　　①将伸展躯干前移。治疗师将脚放在患者正前方的凳子上;患者双上肢放在治疗师大腿上,通过这种主要支持其上肢,使肩关节保持线性关系;治疗师用一只手压患者背部使其伸直,另一只手放在患者胸部施压或如需要的话支持患者肩关节;治疗师通过其下肢外展,使患者躯干进一步前倾,同时保持躯干伸展。

　　②从坐位站立

　　●治疗师坐在患者前面,患者患侧膝关节放在治疗师双膝之间,这样治疗师可以控制膝关节前移及一定程度的髋关节外展。

　　●治疗师不要让患者试图站立,而只是向前移动。

　　●治疗师将患者患手放在其上肢下面,轻轻控制其上肢来保

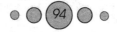

持肩关节,或者患者双手握住在治疗师一侧前伸。

●治疗师的另一只手放在患者后背胸$_{8\sim10}$水平,辅助患者伸展胸椎(图72)。

●当患者躯干伸直后,治疗师让患者抬起臀部,治疗师用膝关节向前牵拉患者的膝关节,同时防止患者足跟抬离地面。

●治疗师放在胸椎上的手可辅助患者向前移动(图73)。

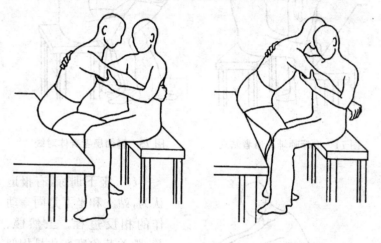

图72　伸展胸椎　　　　　图73　前胸向前移动

●患者站立时,治疗师将患者患侧上肢放下,帮助患者伸髋关节。一只手辅助臀肌收缩,另一只手放在患者下腹部辅助骨盆前倾(图74)。

●治疗师坐在患者前面,患侧膝关节放在治疗师双膝之间,这样治疗师可以控制膝关节前移,以及一定程度的髋关节外展(图75)。

●这些练习的最终目的让患者在双手握住、肘关节伸展情况下自己站立(图76)。

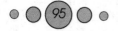

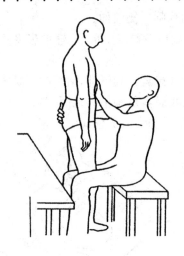

图74　治疗师辅助患者站立

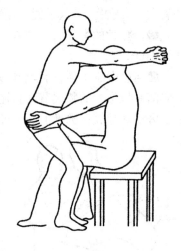

图75　辅助患者身体对线

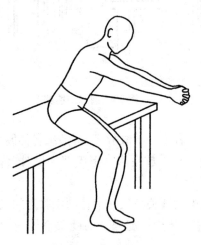

图76　患者在双手握住,肘关节伸展情况下自己站立

（3）坐下训练:有报道认为,站立和坐下是同一动作的相反过程。虽然髋、膝、踝关节角度变化是相似的,但是坐下是受髋关节、膝关节伸肌群控制的,这些伸肌是拉长,而在站立时这些伸肌群是缩短。由于坐下时躯干缺乏屈曲,因此在坐下前部分运动需要足够的肌肉收缩来控制,特别是膝关节的控制。坐下动作持续时间要超过站立,这是因为坐下时接触座位时间

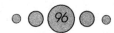

四、运动宜忌

要超过站立时的时间,坐下和站立不接触座位的时间是没有差别的。

治疗师可以通过与站立时相反的方法来控制患者坐下,在患者坐下前及坐下时治疗师用其肩部来控制患者躯干前倾,同时治疗师用手促进患者髋关节屈曲,防止骨盆偏斜,因为骨盆偏斜可破坏坐位平衡。

站立和坐下主要依赖于下肢伸肌(臀肌、股四头肌及足背屈肌)的力量及控制能力。如果患者在站立和坐下时没有足够的伸肌收缩力,可以在伸直过程中任何时间停止运动。当患者力量及控制能力提高后,在训练过程中将患足放在健足后面,这样可促使患侧下肢肌肉收缩力量增加。

在运动过程中某一点停止运动及在较少角度下进行坐、站练习,可让患者通过向心到离心肌肉活动来增加控制能力。Engardt及其同事认为,治疗后脑梗死患者坐下时伸肌力量不如站立时强的原因是下肢伸展离心收缩力弱。这个结果提示我们训练坐下和训练站立一样重要。有运动障碍患者可能认为坐下比站立容易,因为前者可能通过"下沉"来实现。然而,站立和坐下时髋、膝及踝的屈曲时间是不相同的。除此之外,在大腿接触坐位前踝由背屈转为跖屈使身体后移,此时髋关节及膝关节仍然屈曲,直到坐到座位上。

反复不同高度的蹬台阶练习可以增加下肢伸肌肌力。被动牵拉小腿肌肉可以使足向后放以利于站立。在训练站立及坐下后立即进行蹬台阶练习和被运牵拉。患者也可做其他下肢练习来增加下肢肌力。

(4)站立位训练:站立位需要躯干肌肉来控制脊柱及其小的关节。直立地站还需要下肢肌肉收缩来承受重力。尽管髋关节周围肌肉起到稳定作用,但仍需具备活动性。为了保持站立平衡及进行功能活动,躯干不应因为下肢无力而出现代偿性屈曲,头应该可

97

以自由活动。可以活动的站立位是正常步行所必需的。

站立位活动非常重要,可以同时训练患侧下肢负重。治疗师给予帮助越多,患者越惧怕站立。

由于患者站立时只有足底部接触地面,所以有感觉障碍患者患侧下肢有踩棉花的感觉。患者需要重新适应站立位的高度,重新学习正常站立位的感觉。

①站立前需要注意的问题。在卧位及坐位时,应对站立位所需要的肌肉进行训练,特别是选择性髋关节及膝关节伸展。如果患者伸肌力量不够及不能主动控制,患者将被迫采用伸肌模式,包括足跖屈及由于躯干前倾及屈髋所致的代偿性膝过伸。

由于站立位涉及多个关节,所以患者可出现多种代偿方式。治疗师必须仔细观察,确保身体各个部位保持正常的线性关系,特别对于低张力患者更应注意,姿势的轻度异常即可出现肌肉活动的不同。

患者触觉等感觉障碍越重,所需要从周围获取的信息越多。将一件物体放在患者前面(如桌子)可以帮助识别身体在空间中的位置。某些指令如"将大腿靠近桌子"、"移动臀部接触到桌子"、"保持臀部向前"、"将重心向左移"更容易让患者理解。

患者进行站训练时应赤脚,这样可以观察到足及足趾的运动。应保持跟腱的充分伸展,这样可以抑制痉挛。跟腱的轻度挛缩即能明显影响步行,因为在站立相中患肢的缩短妨碍患者重心前移,这种情况下患者就通过其头、躯干、膝及臀部来代偿。

②站立位训练

●站立位将重心向侧方移动。患者通过双腿持重站,膝关节轻度屈曲15°。治疗师坐在患者前面的凳子上,用其双膝关节支持患者患侧膝关节,预防膝关节过伸,保持其稳定性。治疗师将双手放在患者髋嵴上,辅助患者重心向侧方移动,注意躯干保持伸直。如患者患侧髋关节不能伸直,治疗师可用伸直的手指拍打患

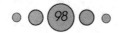

侧臀部,刺激臀肌收缩(图77)。

●患侧下肢负重,对侧髋关节外展及内收。轻度屈曲膝关节,将重心转移至患侧下肢。治疗师坐在患者患侧前方,一侧肢体放在患者患侧下肢外侧,患者向患侧移动时其下肢紧贴治疗下肢。治疗师用双手矫正患者的姿势,一只手辅助患者患侧髋关节伸展,另一只手放在患者腹肌上(图78)。

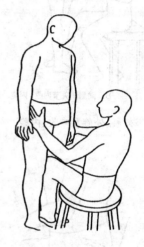 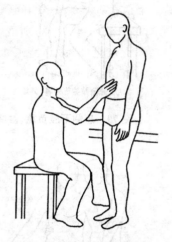

图77　用伸直的手指
拍打患者患侧臀部

图78　矫正患侧下肢负重
时的姿势(右侧偏瘫)

患者将其健足放在患侧下肢膝关节内侧,躯干、骨盆及患侧下肢位置不动,将健侧下肢内收、内旋及外展、外旋(图79)。

●患侧下肢负重,健足上台阶。患者用患侧下肢站立,用健足踏上前面的台阶。治疗师站在患者患侧,一只手辅助臀部伸展,另一只手放在对侧,保重心移向治疗师(图80)。

如果将台阶放在患者一侧,可刺激患侧髋关节伸直及外展。患者将健足放在台阶上,重心仍然放在患侧下肢(图81)。

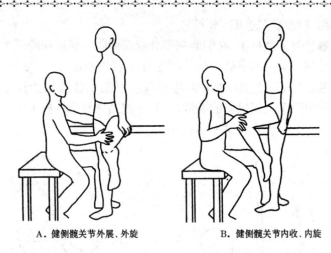

A．健侧髋关节外展、外旋   B．健侧髋关节内收、内旋

图79　患侧下肢负重，健侧髋关节外展、外旋及内收、内旋

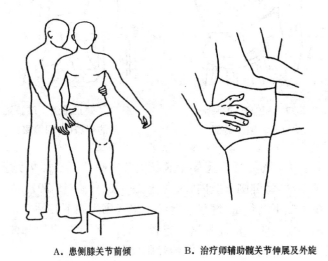

A．患侧膝关节前倾   B．治疗师辅助髋关节伸展及外旋

图80　辅助患者髋关节伸展(右侧偏瘫)

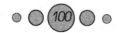

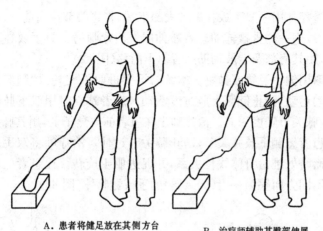

A. 患者将健足放在其侧方台　　　B. 治疗师辅助其臀部伸展
　　阶上，足趾向前

图81　健侧下肢外展时患侧下肢负重(左侧偏瘫)

　　患者将其健足轻轻放在台阶上，然后再放回地板上。患者控制能力增加后，可让患者在患侧下肢不动的情况下，用健足在台阶上重复踏步。应让患者将足平放在台阶上，不能只用足趾接触台阶，健足在台阶上踏步的次数可逐渐增加。

　　当患者能够正常重复这个动作之后，可增加台阶的高度。用健足踏台阶可选择性训练髋部及下腹部肌肉。在用患侧下肢负重时，膝关节一定不能过伸。首先，患者不正常运动后期很难纠正；其次，患者采取伸肌共同运动模式运动时，踝关节跖屈肌痉挛加重。

　　患侧下肢上台阶。由于患者患侧伸肌力量差，患侧下肢负重时常常固定在某一位置上而被"锁住"，这样患者就很难向前迈步。下面练习可以使患者在负重时有移动性。

　　将患足放在前面台阶上，然后将健足踏上台阶。患者将健足尽可能缓慢向前后放在地板上。当患者臀部功能增加后，可增加台阶高度。治疗师辅助患者将患足以正确姿势放在台阶上。

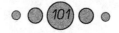

治疗师用一只手放在患者大腿下端,将膝关节拉向前方,并向下用力,用一侧骨盆辅助患者髋伸展。治疗师另一只手放在对侧臀部,用其肩部及上肢辅助患者躯干前移(图82)。

●用健手及物或抛物。本练习可促进躯干旋转,控制健侧上肢主动运动,防止健侧上肢过度活动。患者站立时用双下肢同时持重,膝关节轻度屈曲。治疗师坐在患者前方凳子上,用其膝关节控制患者患侧下肢膝关节,防止膝关节过伸。治疗师将双手放在双侧髂嵴处维持身体线性关系,并促进躯干旋转。让患者上肢前伸在不同方向够另一人(如亲属)的手或抛物体(图83)。

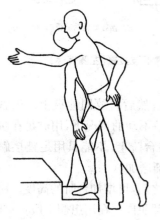

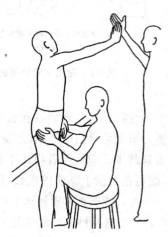

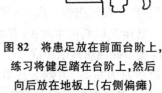

图82　将患足放在前面台阶上,
　练习将健足踏在台阶上,然后
　向后放在地板上(右侧偏瘫)

图83　用健手及物或抛物

抬头看天花板,在双足不动的情况下向后看,上肢前伸及物,上肢侧伸及物,上肢后伸及物等。

为增加患者功能活动的难度,可采取下列措施:增加物体与患者身体之间的距离;增加物体的重量;增加物体的体积(如球),使

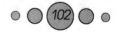

四、运动宜忌

患者用双手才能抓住;改变物体的空间位置,向侧方及物比向前方更难;增加及物的速度;做需要快速反应的动作,如抓球;多在患者难以达到的方向进行训练。

●在臀部伸展情况下主动控制患侧下肢。在走路摆动相开始时,患者需要在髋关节伸展情况下控制其患侧下肢,向后退时需要在髋关节伸展情况下屈曲膝关节。下面的练习可以训练患者在髋关节伸展的情况下屈曲膝关节,促进下肢的分离运动。

治疗师站在患者后面,将其患侧下肢抬离地面。当患者可控制平衡后,治疗师用另一只手从健侧放在患者胸前,从前面支持躯干。治疗师用双腿夹住患者小腿,并矫正骨盆的位置,治疗师逐渐减少对患者的支持,直至治疗师只在肩部进行支持(图84)。

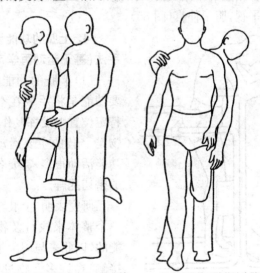

A. 治疗师用双腿夹住患者小腿下端　　B. 患者放松其下肢并防止髋关节外展

图84　用健侧下肢负重保持骨盆在水平位(左侧偏瘫)

●使用站立架。患者能主动伸直躯干时,可利用站立架站立,这样可以在其家属帮助下站立较长时间,甚至可以单独站立,但在

站立架里站立绝对不能代替治疗师的主动治疗,只能作为使患者站立更长时间的一个方法。在使用站立架时必须注意以下几点。

有意识障碍或完全瘫痪患者不适合使用站立架,勉强使用会对患者造成伤害,甚至发生危险。

在站立架中站立姿势固定,患者被束带捆绑,不易调整姿势来缓解痉挛很难进一步训练。例如,不能增加踝关节的背屈程度,因为膝关节与踝关节的相对位置是不变的。患者在站立架中站立时不能摔倒,单独短时间站立,不能长时间让患者单独站立。

如果患者不适合站立或有血管舒缩功能障碍,在站立架中站立时有虚脱的危险,如发现这种情况,应立即让患者平卧。

患者在站立架中站立时头及躯干不要趴在站立架上,要保持眼睛前向平视,躯干伸直(图85)。

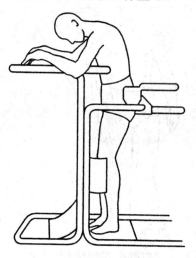

图85　头及躯干不能趴在站立架上

4. 上肢的功能恢复及训练手法(基于运动再学习方法)

(1)上肢的功能:上肢的主要功能是将手放在空间的某个特定位置上发挥其作用,因此及物是上肢的主要运动。上肢的功能活动很多,需要各个关节间的密切配合。

研究表明,上肢与手是作为一个整体来执行及物及操作功能的,以此来与周围物体或人来接触,在许多及物过程中,躯干上部或整个身体都可能参与。上肢及手作为一个整体是由许多关节和肌肉组成的(单关节、双关节及多个关节)在执行及物或操作功能时需要各个组成成分的相互协调。手的感觉和运动成分

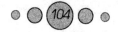

同样重要,触觉和压觉可以帮助鉴别物体的结构及质地,估计滑动的可能性。另外,由于眼睛在及物和操作中的作用,眼及头的运动对上肢及物动作的协调性显得非常重要,眼睛可以获取物体的信息,特别是方位及和身体之间的距离。当生理平衡障碍时,上肢起到稳定和支持作用,当平衡功能丧失后,手可以形成新的支持面,如果身体与物体间距离超过上肢的长度,可以通过身体向物体倾斜来达到及物的目的,除非身体得到充分支持,否则在站位及坐位及物前必须进行姿势调整,身体各部位良好对线对姿势调整很重要。

功能活动需要两只手同时参与,双上肢活动必须协调,因此在偏瘫患者康复过程中,应随时注意双上肢的协调,要采用一些双上肢同时活动的训练方法。

(2)脑梗死后的上肢运动功能障碍

①肌肉无力。脑梗死后影响上肢功能的主要因素是肌肉无力,运动单位募集减少。除了肌肉无力外,运动单位激活方式也发生改变,然而这种变化是由于损伤所致还是由于继发异常运动模式所致尚不清楚,临床及研究均表明患者有伸、屈肌共同收缩的现象,这表明肌肉运动的协调障碍。

脑梗死导致上肢肌肉无力后的一个常见代偿性动作是当患者及物时,肩关节上抬,而上肢/肩胛常回缩,这是偏瘫患者上肢瘫痪后最易做到的动作。

报道认为,脑梗死患者近端肌肉受累要比远端肌肉轻,脑中风早期肩关节内收肌活动常常存在,但外展肌瘫痪重。Colebatcr 及其同事研究了皮质脊髓束对肩关节两块拮抗肌,即三角肌及胸大肌的支配,发现胸大肌是受双侧皮质脊髓束支配。

上肢近端肌肉(特别是内收肌如胸大肌)受累轻的部分原因是:双侧皮质脊髓束支配,特别是内收肌;一些肌肉(如三角肌)单突触皮质脊髓束传递多于其他肌肉(内收肌)。这些观点可以解释脑梗死后三角肌受累相对重,内收肌受累相对轻。

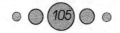

②肌肉变硬及长度改变。过去一直认为痉挛与上肢功能障碍关系非常密切。然而,越来越多证据表明痉挛是由于肌肉硬度增加,肌肉挛缩所致。这个观点转变很重要,认为痉挛是主要问题,其治疗主要是被动抑制痉挛;如果认为无力及协调障碍是主要问题,其治疗主要为主动练习及训练。

脑梗死后由于失用所致的另一个继发改变是肌肉及其他软组织长度的改变,肌肉处于缩短位置,长期不动可导致肌肉变短、僵硬,活动后出现张力增加。常常缩短的肌肉有肩关节内收肌群及内旋肌群,屈肘肌,旋前肌,腕屈肌,指屈肌及拇外展肌,肌肉瘫痪及失用所导致的这些并发症可通过强化主动训练及被动牵拉来预防。

由于肌肉无力及失用,许多脑梗死患者上肢出现了僵硬,不活动,有时还有疼痛。不能使用肢体可导致患者精神不振,丧失信心及患抑郁症。一侧肢体受累后,许多需要双侧肢体完成的动作变得非常困难。

患者在及物中常见问题是偏离正常路线,运动相应缓慢,在抓握前不能提前将手打开,偏离正常路线是由于协同功能丧失。例如,肩关节屈曲时出现外旋,前臂旋后力弱,由于时间控制不好,常常出现用手敲击物体,或还未到达物体前手已闭合。

使用手时常出现的问题是屈指肌及屈腕肌力量较伸肌强(尽管屈指肌也常常是无力的),腕及手指常常处于屈曲状态,拇指外展较伸展力弱,拇指及手指不能形成握杯状,皮质或皮质脊髓束受损后,手指控制力丧失或笨拙。有些患者手虽然有一定的力量,但仍不能单独活动一个手指(图86)。偏瘫患者不会使用其患侧手,除非另一只手被制动。

(3)早期上肢功能的训练:上肢早期训练方法应考虑患者受损程度,患者如上肢瘫痪后完全不能做某些动作,(如上肢上举),但某些动作所需要的肌肉有一些力量时,患者即可在一定程度上做这些动作,早期做一些简单动作可能增加瘫痪患者恢复的信心。

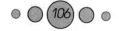

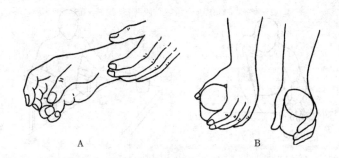

图 86　屈指肌及屈腕肌力量较伸肌强
A. 手肌无力使手掌及手指不能形成握杯状,拇指与第 4、5 手指不能对指
B. 如腕伸展及前臂旋后功能丧失,抓握及操作物体将非常困难

大多数患者肩内肌可收缩,可通过这些肌肉做一些简单动作。

坐位平衡障碍不能妨碍患者上肢及物训练,肩关节控制能力丧失或很差也不能妨碍早期手功能的训练。坐位及站立位及物可增加患者的平衡能力。患者上肢不能从一侧上举时,可在卧位及坐位上肢被支持情况下进行及物及指物练习(图 87)。

在训练上肢不同部位控制功能时,患者必须重新获得与周围物体相匹配的动作。患者要学会判断如何用手接近物体,抓握时是需要所有手指还是部分手指。在及物时,患者要学会控制方向及距离。患者要重新获得判断及物时能够达到的距离的能力,包括上肢长度及身体其他部位可倾斜的距离。在及物及操作时必须学会调整姿势。

(4)上肢功能性动作的主要运动成分:为了更好对患者进行训练,我们要分析不同动作的主要运动成分,认为反复对这些成分进行强化训练可以最终完成这些动作。

①及物。向前,肩关节屈曲;向侧,肩关节外展;向后,肩关节伸展;伴随,肩胛骨上抬,肘关节伸展及不同程度的肩关节外旋,张开手掌,腕关节伸展,前臂适当旋前或旋后。

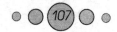

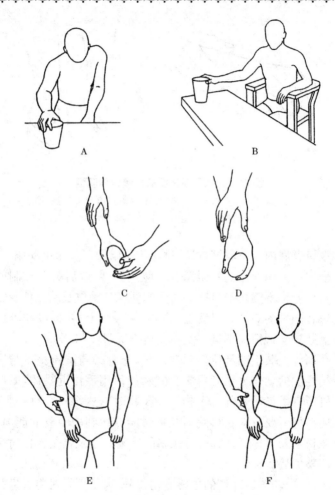

图87　通过一些特殊动作诱导瘫痪上肢活动
（如不能动时要用意念）

A、B. 肩关节外旋及前臂旋后，注意 B 中将物体放在另一位置上增加患者难度；

C、D. 抓握塑料杯，通过反馈使患者不至于过度用力；E、F. 反馈前后的耸肩动作

②握手。腕及手指伸展,拇指及小指腕掌关节共同外展及旋转,拇指及其他手指围绕物体闭合。

③持物。屈曲及伸展腕关节来持物,提高、放置及旋转不同大小及不同形状的物体。

④操作及手指灵活性。屈曲及伸长手指;小指及拇指屈曲伴腕掌关节旋转(如握杯子喝水);每个手指单独屈曲及伸展(如拍打)。

(5)作业相关练习:当患者发病早期有很少或没有明显肌肉活动时,他们不可能练习有目的的动作,这些动作是患者生活自理所必需的。然而,即使进行简单的动作也应结合有关物体进行。通过对脑梗死后运动特点认识,各种练习可以使患者激活腕屈肌及腕伸肌,手指及拇指屈肌及伸肌,拇指外展肌及内收肌,前臂旋前肌及旋后肌。

最近研究认为,运动形式受所接触物体的影响。当我们及物时,运动方式反映了物体相对于身体的位置及方向,以及我们要对物体做些什么。训练中所有物体要进行选择,不但要使患者有兴趣,还要在其力所能及物时不能控制上肢及手的方向,而且肩关节内旋、前臂旋前。

①增强肌力训练。越来越多的临床研究支持采用目的相关作业的反复练习来增加肌力,进而推广到更多的功能活动,如手抓握力量对日常生活很重要,训练时即应有所侧重。

②双侧上肢共同练习。训练双上肢同时参与动作很有必要,因为许多日常生活需要双上肢来共同完成。偏瘫患者开始训练时应侧重偏瘫侧,强迫使用患侧上肢可以使其达到最大程度的恢复。有时患侧上肢有恢复潜能,但如不进行双上肢共同参与的练习,许多患者不能自主有效的使用双手。早期患者可进行这样一些练习:双手分工合作练习(拧瓶盖、打电话),双手同时向一个方向做同样动作(如卷毛巾圈),或在相反方向做同样动作(如双手用剪刀),或双手节律性交替动作(如手摇机)。患者康复后期需要强化

训练对运动时间的控制(图88)。

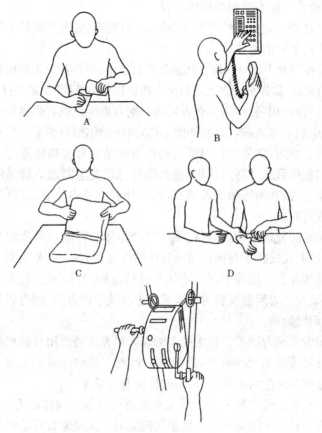

图88　进行双手同时参与的练习可使患者重新获得对运动时间控制的能力

A. 将一个杯子里的水倒入另一个杯子;B. 打电话;C. 卷毛巾
D. 拧开瓶盖;E. 使用手摇机

　　最近研究表明,双手同时做同样动作可以促进大脑功能重组,不但能使双上肢同时参与的运动功能改善,患侧上肢单侧运动功

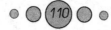

能亦得到提高。单侧运动功能提高的原因可能是潜在神经通路的复活，包括未交叉的同侧通路。尽管一般情况下一侧肢体运动受对侧神经通道支配，但理论上也应受同侧神经通路支配，只是在正常情况下受抑制。

③强迫使用。偏瘫患者需要对其肢体进行强迫训练。Tanb及其他学者研究表明，去传出状态或偏瘫者当一侧上肢有功能时，偏瘫或无感觉上肢侧被闲置在一侧，这种行为被称为习惯弃用，提示患者不使用其患侧上肢。然而，当患者健侧上肢被束缚住，患者通过反馈练习使用患侧肢体，患侧肢体功能恢复。偏瘫患者肢体功能恢复差，因此束缚健侧上肢强迫使用患侧上肢是一种可取的训练方法。

Taub 的早期研究结果提示，当对患者使用三角巾时可促进患侧肢体的习惯性弃用，这与训练的目的相违背。必须注意的是，进行强迫训练的患者必须能够伸展手指（掌指关节及指间关节）至少10°，伸展腕关节至少 20°

④感觉训练。除运动受损外，感觉及视空间受损也能影响到恢复。通过特殊训练可以改善患者的感觉受损程度。作业训练的概念是对于不同性质（形状、大小、质地）物体根据不同目的进行操作。因此，强化的作业训练可以训练与作业相关的体感及视空间感觉，扩大感知范围。这种训练可以提高患者对不同感觉传入冲动的注意及反应能力，并根据传入信息来控制肌肉力量，使肢体不同部分协调运动。

⑤支具。三角吊带或其他形式支具常被用来将上肢支持在一个"理想"的位置上。然而支具的使用是颇受争议的，它们可能成为引起习惯性弃用及继发性肌肉缩短的因素，后者可能性更大。因此不宜再继续使用三角吊带将盂肱关节固定在一个内旋、内收位。

不能收缩及控制手部肌肉的患者，大拇指常常处于内收位，虎口软组织很快出现缩短，在训练时，可使用一种小的支具使掌指关

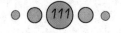

节处于一定程度的外展位及对掌位。在拇指没有外展功能时,夹板可被动保持抓握姿势,第一掌骨与第二掌骨之间距离不会出现缩短。

（6）促进步行

①双下肢前后站立时的重心转移。为了使患者能够正确进行臀部侧方转移,治疗师可将双手放在骨盆边缘,辅助患者臀部向侧前方运动。

●治疗师站在患者后面,双手放在患者骨盆边缘。患者双脚前后站立,双手握住,肘关节伸展,双下肢交替前后站立。

●如患者患侧髋关节屈曲不能前移,治疗师用伸直手指拍打刺激臀部。

●当患者将重心向患侧下肢移动时,治疗师可通过手法施压来辅助重心向侧前方移动。

●治疗师可在患侧进行辅助,用其膝关节支持患者膝关节,防止过伸,帮助稳定膝关节。

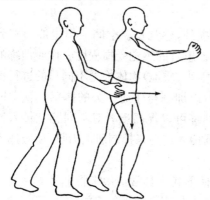

**图89　在这项运动中必须
保持髋关节前伸**

●治疗师仍然站在患者后面,让其在固定的支持面上左右摆动。在这项练习中,治疗师轻度施压来进行控制和引导(侧重于患侧髋关节侧移和前移)。这项练习可作为常规进行,患者可逐渐自己控制这项运动(图89)。

②上下台阶练习。训练可对特定受损部位进行针对性练习。上下台阶练习可训练肌力、驱动力及平衡能力,需要将身体移到台阶上的下肢伸肌向心收缩,在不同方向上下台阶可增加下肢伸肌及髋外展/内

收肌肌力,训练不同肌肉的协调性及肌肉活动(图90)。

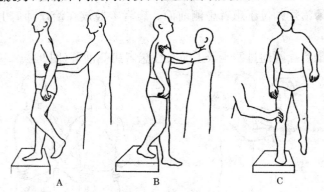

图90　上下台阶训练

A. 开始时将患侧脚放在小的台阶上,上下台阶(伸屈右侧髋、膝及踝关节);

B. 向前下台阶;C. 侧方上下台阶练习,注意患者反复升降身体时并不将足踏在台阶上

③促进向前步行。当患者向前步行时,很难保持肩关节水平位,患侧的肩关节下沉,伴有上肢痉挛性屈肌联合反应(图91)。

当上肢张力低下时,患侧肩关节也下沉,因此促进技术应防止躯干侧屈及上肢联合反应(图92)。

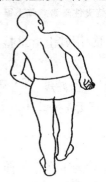

图91　患者很难保持肩关节水平位,伴有上肢痉挛性屈肌联合反应

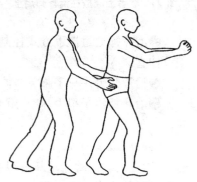

图92　治疗师站在患者后面控制骨盆

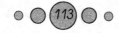

可采用以下技术:治疗师站在患者后面控制患者的骨盆。

●治疗师位于患者患侧前面。患者上肢放在治疗师肩上(图93)。

●治疗师通过躯干及上肢夹住患者患侧前臂(图94)。

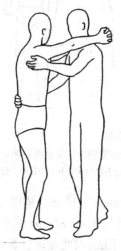 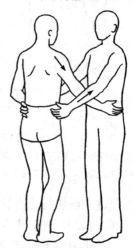

图93　患者上肢放在治疗师肩上　　　图94　治疗师通过躯干及上肢夹住患者患侧上臂

●治疗师通过握手方式控制患者上肢,用其上臂维持患者肘关节伸直。

●治疗师另一只手腕关节伸展紧压住患者胸部(图95)。

●治疗师给予很少辅助,用手握住患者手来防止上肢屈曲(图96)。

④向后迈步训练。患者在步行或站立时要具有自信心和安全感,必须在向后倒时能重新获得平衡。患者为了在坐下前身体对线或躲开其他物体也需要主动向后迈步,学会正确向后迈步同样可以提高患者向前迈步能力。

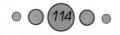

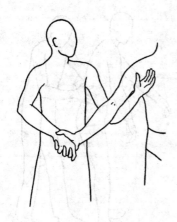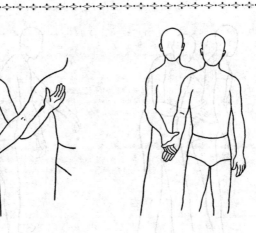

图95　用一只手腕关节伸
　　　展压住患者胸部

图96　用手握住患者
　　　手以防上肢屈曲

●治疗师站在患者背后,一只手放在腹部,另一只手放在腰部。治疗师将其重心向后移动,用其双手使患者躯干前倾,出现正常的平衡反应,如果患者身体伸展就会向后摔倒(图97)。

●开始时重心向后移动幅度要小,速度要慢,患者能够有意识做正确运动。然后治疗师逐渐增加重心后移幅度及速度,最后达到在不通知患者的情况下打断平衡时,能够出现自动维持平衡反应(图98)。

●治疗师一只手握住患者足趾使其处于背伸位,另一只手放在患者臀部防止下肢移动时骨盆上提及后撤。开始时患者健侧靠近治疗床或桌子,这样患者在必要时可用手支持。如果患者主动向后迈步时由于髋关节伸展诱发膝关节及踝关节伸展,应让患者屈膝向后迈一小步,避免突然出现伸肌运动模式(图99)。

●患者一直用健侧下肢负重会出现疲劳,治疗师需让患者双下肢交替进行活动,即患侧下肢负重,健侧下肢向后迈步,屈膝后伸膝,患侧下肢不要移动(图100)。

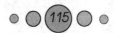

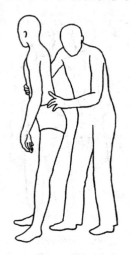
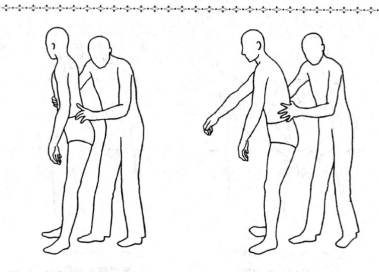

图97 教会患者在重心向后移动时
　　　如何做出反应(左侧偏瘫)

图98 当患者重心突然向后移动时
　　　促进其平衡反应(右侧偏瘫)

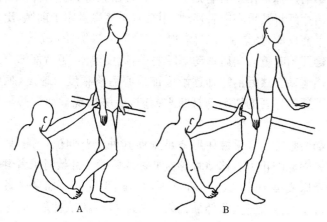

图99 治疗师移动患者患侧下肢

A. 治疗师运动其下肢,让患者感觉正常的运动(右侧偏瘫);

B. 在健手不支撑的情况下,以正确方式向后迈步

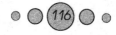

●当患侧下肢向后迈步后,治疗师辅助患者脚后跟着地,健侧下肢向后迈,治疗师另一只手辅助患侧膝关节向前(图101)。

●当患者能做上述运动后,治疗师站在患者后面,一只手放在患者腹部辅助躯干向前,另一只手放在患侧骨盆保持其水平位,将其重心后移,让患者连续向后迈步。患者后退速度逐渐加快,直至治疗师突然向后推患者时,患者可迅速自动地向后迈步(图102)。

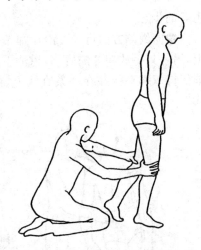

图100　健侧下肢休息,患侧下肢完全负重,健侧下肢有节律屈曲及伸展(右侧偏瘫)

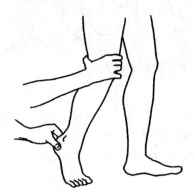

图101　向后迈步(右侧偏瘫)

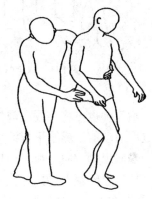

图102　促进向后迈步(右侧偏瘫)

⑤促进向侧方迈步。要达到保持平衡、安全地行走在路上时,患者必须学会交叉步快速向侧方行走。向侧方行走同样可以改善

患者的步态。

●向健侧方向行走。治疗师站在患侧，一只手放在患侧骨盆上，另一只手放在健侧肩部，患侧下肢从健侧前方迈向健侧，尽可能保持双脚平行并在一条直线上，然后健侧下肢向侧方迈步（图103）。

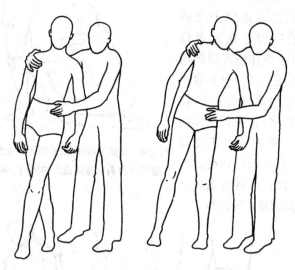

图103　学会向健侧方向行走（左侧偏瘫）

治疗师也可将手放在健侧骨盆，利用其上肢顶住其胸部来拉长过度活动的健侧躯干帮助患者向侧方行走（图104）。

●向患侧方向行走。治疗师站在患者患侧，一只手放在患侧腋窝拉长患侧躯干，另一只手放在对侧骨盆，将重心向患侧方向转移，患者健侧下肢从患侧下肢前方迈向患侧。向侧方行走时注意走直线，双脚平行，注意避免患侧膝关节过伸（图105）。

当患者能够控制其骨盆和下肢运动后，治疗师可将双手放在患者双肩部，协助患者向侧方行走，然后再向另一侧行走，开始时

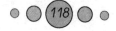

速度要慢（图106）。

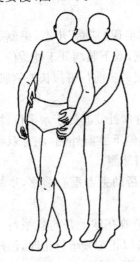
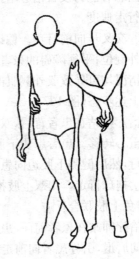

图104 辅助患者向侧方行走

图105 学会向患侧
方向行走（左侧偏瘫）

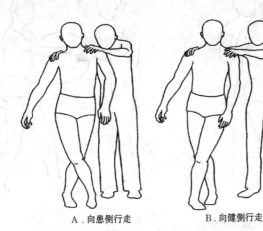

A．向患侧行走　　　　B．向健侧行走

图106 从肩部促进向侧方行走（左偏瘫）

当患者能力及自信心增强后,治疗师可减少对其支持,增加向侧方行走速度。

⑥交叉步向前行步。偏瘫患者常出现"划圈"步态,患侧下肢处于外旋位;平衡障碍的患者步基增宽,双下肢均处于外旋位。这两种情况均可导致股外侧肌群缩短,交叉步前行可拉长外侧肌肉,改善上述步态(图107)。

治疗师站在患者背后,双手放在骨盆处使其处于水平位,协助患者重心转移。患者患侧下肢迈向健侧下肢前外侧,注意双脚保持平行,然后健侧下肢迈向患侧下肢前外侧。

⑦抱球行走。用双上肢抱球可以帮助患者重心前移,步幅加大,避免上肢联合反应。

治疗师站在患者前面,患者双手平放在球上并与肩平行。治疗师向后退,引导患者向前走。当患者以正常频率行走时,治疗师可通过向双侧移动球使患者躯干前移(图108)。

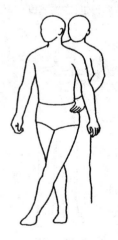

图107 治疗师从骨盆处促进
患者交叉步前行

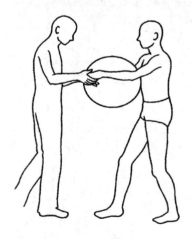

图108 通过双上肢抱球促进步行

⑧双手握棒行走。治疗师让患者握住圆柱形木棒,注意腕关节背伸,然后顶在治疗师胸部。木棒顶住治疗师身体可使患者手指处于抓握状态。治疗师一只手放在患者偏瘫上肢下面,使患者肘关节伸直,上肢与地面平行。然后患者另一只手抓住木棒,双上肢保持平行,双手间距同双肩。治疗师另一只手握住患者健侧上肢,使双上肢保持在一个水平位。

治疗师让患者身体向前倾斜,使木棒顶住其胸部。注意患者不要出现腰椎伸直而腹部向前,身体前倾要通过踝关节背屈来实现(图 109)。

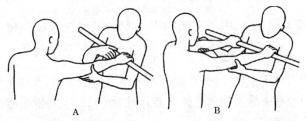

图 109　通过双手握棒促进步行,矫正起始位置(右侧偏瘫)

A. 患手被放置在腕伸展位;B. 双手握棒,双肩平行,肘关节伸直

⑨向患者胸部施加压力。治疗师手指放松,手掌放在患者胸骨下 1/3 处,肘伸直,让患者将重心前移压在治疗师手上,保持躯干伸直,只有踝关节发生运动。由于患者重心前移,腹部肌肉紧张,患侧下肢向前迈步比较省力,不需要做代偿性运动(图 110)。

(7)上下楼梯:训练患者上下楼梯时,应注意以下几点。

①安全上下楼梯方式是患者上楼梯时健侧下肢先上,下楼梯时患侧下肢先下。

②用健手扶住楼梯扶手,如没有扶手的话,身体可倚墙来增加稳定性。

③治疗师可在患者患侧或后面辅助患者上楼梯(图 111)。

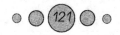

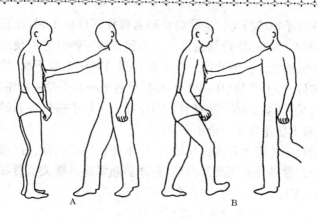

图 110　通过对胸骨下端施加压力来促进患者步行（右侧偏瘫）

A. 患者胸部重心前移在治疗师手上；B. 患侧下肢向前迈步

④当患者下楼梯时，治疗师最好站在患者前面，在这个位置上治疗师容易引导及控制患侧下肢运动（图 112）。特别是膝关节及髋关节屈曲。

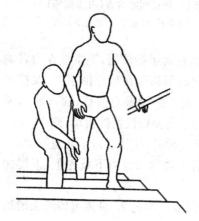

图 111　在患者患侧或后面辅助患者上下楼梯

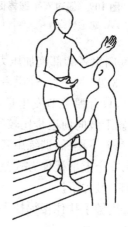

图 112　引导及控制患者患侧下肢运动

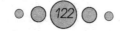

122

（二）运动禁忌

1. 脑梗死早期患者如出现脑水肿、心肺功能不全,不应做剧烈运动,因大量运动可加重病情。

2. 恢复期患者,在感知缺如的情况下,不正确的运动方式,或剧烈运动,可致关节拖尾或肌肉拉伤。

3. 生活不能自理的患者,忌自己运动,以防摔伤或造成骨折。

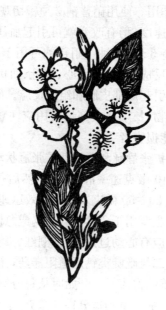

五、中西医治疗宜忌

（一）常用西药治疗

1. 降血压药物

（1）硝普钠：能同时直接扩张动脉和静脉，降低前、后负荷。开始时以 50 毫克/500 毫升浓度，每分钟 10～25 微克速率静脉滴注，立即发挥降压作用。使用硝普钠必须密切观察血压，根据血压水平仔细调节滴注速度，稍有改变就可引起血压较大波动。停止滴注后，作用仅维持 3～5 分钟。硝普钠可用于各种高血压急症。在通常剂量下不良反应轻微，有恶心、呕吐、肌肉颤动症状。滴注部位如药物外渗可引起局部皮肤和组织反应。硝普钠在体内红细胞中代谢产生氰化物，长期或大剂量使用应注意可能发生硫氰酸中毒，尤其是肾功能损害者。

（2）硝酸甘油：扩张静脉和选择性扩张冠状动脉与大动脉。开始时以每分钟 5～10 微克速率静脉滴注，然后每 5～10 分钟增加滴注速率至每分钟 20～50 微克。降压起效迅速，停药后数分钟作用消失。硝酸甘油主要用于急性心力衰竭或急性冠脉综合征时高血压急症。不良反应有心动过速、面部潮红、头痛和呕吐等。

（3）尼卡地平：二氢吡啶类钙通道阻滞药，作用迅速，持续时间较短，降压同时改善脑血流量。开始时从每分钟 0.5 微克/千克体重静脉滴注，逐步增加剂量到每分钟 6 微克/千克体重。主要用于高血压危象患者。不良反应有心动过速、面部潮红等。

（4）地尔硫草：非二氢吡啶类钙通道阻滞药，降压同时具有改善冠状动脉血流量和控制快速性室上性心律失常作用。配制成

50毫克/50毫升浓度,以每小时5~15毫克速率静脉滴注,根据血压变化调整速率。主要用于高血压危象或急性冠脉综合征。不良反应有头痛、面部潮红等。

(5)拉贝洛尔:兼有α受体阻滞作用的β受体阻滞药,起效较迅速(5~10分钟),持续时间较长(3~6小时)。开始时缓慢静脉注射50毫克,以后可每隔15分钟重复注射,总剂量不超过300毫克;也可每分钟0.5~2毫克速率,静脉滴注。主要用于妊娠或肾衰竭时高血压急症。不良反应有头晕、直立性低血压、心脏阻滞等。

2. 降脂药物

(1)降总胆固醇药

①考来烯胺(消胆胺) 每次4~5克,每日1~6次,每日总量不超过24克。服药从小剂量开始,1~3个月达最大剂量。

②考来替泊(降胆宁) 每次10~20克,每日1~2次,口服。本类药物味差,可引起便秘,还可影响多种药物和脂溶性维生素的吸收等。

(2)主要降总胆固醇兼降三酰甘油药

①洛伐他汀(乐瓦停、美降之)。常规剂量每日20毫克,口服最大剂量可用至每日80毫克。

②辛伐他汀(舒降之)。常规剂量每日10~20毫克,口服,最大剂量为每日80毫克。

③普伐他汀(普拉固、美百乐镇)。每日20毫克,口服,最大剂量为每日40毫克。

④氟伐他汀(来适可)。每日20毫克,口服,最大剂量为80毫克。

⑤阿伐他汀(立普妥)。常用量每日10毫克,口服,最大量为每日80毫克。

⑥西立伐他汀(拜斯停)。常用量每日0.3毫克,口服,最大量

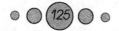

为每日 0.8 毫克。

因以上药物的不良反应建议每晚睡前服用。因夜间 β-羟（基）-β-甲（基）戊二酸单酰辅酶 A 活性较强，此时服药可起到较好抑制作用。本类药物在服用过程中患者可有胃肠功能紊乱、失眠、肌肉酸痛、皮疹、丙氨酸氨基转移酶升高等不良反应，其中洛伐他汀、辛伐他汀、普伐他汀、西立伐他汀在使用过程中均有出现横纹肌溶解症的报道，尤其是在与吉非贝齐等其他药物合用的过程中。

⑦血脂康。常规剂量为 0.6 克，口服，每日 2 次。血脂康是从传统中药红曲与大米发酵产物中提炼而成的纯生物制品。其主要成分为 β-羟（基）-β-甲（基）戊二酸单酰辅酶 A 还原酶抑制剂（洛伐他汀）。其调脂功效与他汀类药物相似，但不良反应轻且少见。

（3）主要降三酰甘油兼降总胆固醇药

①烟酸。属 B 族维生素，其调节血脂的主要机制是 cAMP（环磷腺苷）的形成，使三酰甘油酶活性降低，脂肪组织中的脂解作用减慢。每次 1～2 克，每日 3 次，饭后口服。为减少服药反应，可小剂量开始，逐渐加量。服药后可有胃肠道反应、肝功能损害、皮肤瘙痒及加重糖尿病、痛风等。

②阿昔莫司（乐脂平）。主要作用于脂肪组织，抑制脂肪组织释放非脂化脂肪酸。每次 0.25 克，每日 3 次，饭后口服。本药未见肝、肾功能损害和对糖代谢的影响，主要不良反应为胃肠道不适、皮肤瘙痒、面部潮红等。

③非诺贝特（力平之）。近年来发现本药通过激活类固醇激素受体类的核受体（如过氧化酶增殖活化受体），通过基因来调控血脂。新型微粒化力平之 200 毫克，每晚 1 次，口服。其不良反应主要是部分患者可引起一过性肝、肾功能异常。

④苯扎贝特（必降脂）。主要通过激活脂蛋白脂酶，加速三酰甘油降解，起到调节血脂作用。每次 0.2 克，每日 3 次，口服。常见有胃肠道反应和肝、肾功能损害。

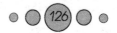

⑤吉非贝齐(诺衡)。每次 0.6 克,每日 2 次,口服。服药后有胃肠道反应、皮疹、肝肾损害。与他汀类药合用有发生横纹肌溶解的报道。

(4)降三酰甘油药:本类药物长期服用易发生胃肠道反应。

①ω-3 脂肪酸(多烯康胶丸)。每次 1.8 克,每日 3 次,口服。

②脉乐康。每次 0.45~0.9 克,口服,每日 3 次。

3. 血小板聚集抑制药 可减少微栓子的发生,对预防复发有一定疗效。

(1)阿司匹林:常用剂量为 75 毫克,每日 1 次,临睡前顿服。较常见的有恶心、呕吐、上腹部不适或疼痛等胃肠道反应(3%~9%)。较少见或很少见的有胃肠道出血或溃疡,表现为血性或柏油样便,胃部剧痛或呕吐血性或咖啡样物,多见于大剂量服药患者;支气管痉挛性变态反应,表现为呼吸短促、呼吸困难或哮喘、胸闷;皮肤变态反应,表现为皮疹、荨麻疹、皮肤瘙痒等;肝、肾功能损害,与剂量大小有关,尤其是剂量过大使血药浓度达 250 毫克/毫升时易发生,停药后可恢复。

(2)双嘧达莫(潘生丁):每次 25~50 毫克,每日 3 次,饭前 1 小时口服。症状改善后可改为每日 50~100 毫克,分 2 次服。约 25%患者出现不良反应,如血管性头痛、眩晕、恶心、呕吐及腹泻等,可引起胆石症,偶有口服引起过敏性休克。

(3)噻氯匹定(抵克立得):每次 0.25 克,每日 2 次,饭后服。偶见轻度的胃肠功能紊乱,如腹泻、胃痉挛、消化不良、恶心;药疹,如红斑、皮疹较常见。偶有血肿、牙龈出血、白细胞减少症或粒细胞缺乏症。

(4)氯吡格雷(波立维、泰嘉)。每日 75 毫克,每日 1 次,可与食物混服,也可单独服用。偶有胃肠道反应(腹痛、消化不良、便秘或腹痛),皮疹,皮肤黏膜出血,罕见白细胞减少和粒细胞缺乏。

4. 抗凝药物 若患者发作频繁,用其他药物疗效不佳,又无

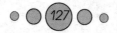

出血疾病禁忌者可使用抗凝治疗。常用药物有以下几种。

(1)华法林:第一日0.5～20毫克,口服;次日起用维持量,每日2.5～7.5毫克,连服3日。最初1～2日的凝血酶原活性主要反映短寿命凝血因子Ⅶ的消失程度,这时的抗凝作用不稳定。约3日后,因子Ⅱ、Ⅸ、Ⅹ均耗尽,才能充分显示抗凝效应。凝血酶原时间也更确切反映维生素K依赖性凝血因子的减少程度,可据此以确定维持量。

(2)双香豆素:每次0.1克,第一日2～3次,第二日1～2次,维持量每日0.05～0.1克。均口服,在治疗开始1～2日多与肝素合用。

(3)藻酸双酯钠:是一种新型类肝素类药物,能使纤维蛋白和因子Ⅷ相关抗原降低,使凝血酶原时间延长,有抗凝、溶栓、降脂降黏的作用。可口服或滴服,口服50～100毫克,每日3次。

以上药物的主要不良反应是出血,最常见为鼻出血、牙龈出血、皮肤瘀斑、血尿、子宫出血、便血、伤口及溃疡处出血等。用药期间定时测定凝血酶原时间应保持在25～30秒,凝血酶原活性至少应为正常值的25%～40%。不能用凝血时间或出血时间代替上述两项指标。无测定凝血酶原时间或凝血酶活性的条件时,切勿随便使用本药,以防过量引起低凝血酶原血症,导致出血。凝血酶原时间超过正常的2.5倍(正常值为12秒)、凝血酶原活性降至正常值的15%以下或出现出血时,应立即用药。严重时可用维生素K,4～20毫克口服或缓慢静脉注射10～20毫克。用药后6小时凝血酶原时间可恢复至安全水平,必要时也可输入新鲜全血、血浆或凝血酶原复合物。

5. 扩张血管药物

(1)倍他司汀(倍他定):每次4～8毫克,每日2～4次,口服。为一种组胺类药物,具有扩张毛细血管的作用,能增加脑血流量及内耳血流量,消除内耳性眩晕、耳鸣和耳闭感。

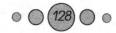

(2)桂利嗪(脑益嗪):每次 25～50 毫克,每日 3 次,饭后服或每次 20～40 毫克,缓慢静脉注射。对血管平滑肌有直接扩张作用,能显著地改善脑循环及冠状动脉循环。个别有嗜睡、皮疹、周身性红斑狼疮样反应,可引起胃肠道反应。静脉注射可使血压短时下降,也可引起帕金森综合征、震颤、抑郁、阳痿及体重增加。

(3)卡兰片(长春西丁):每次 5～10 毫克,每日 3 次,口服;维持量每次 5 毫克,每日 3 次,口服。急性病每次 10 毫克,每日 3 次,用生理盐水稀释 5 倍静脉注射或静脉滴注。主要增加和改善大脑氧的供给,并对大脑血管有选择性作用,对心脏血管、血压等无影响。

6. 中枢兴奋药物

(1)艾地苯醌:每次 30 毫克,每日 3 次,饭后服用。可根据年龄、症状适当增减。偶出现皮疹、恶心、食欲减退、胃痛、腹泻等;有时出现兴奋,偶尔出现颤抖等不随意运动、失眠等症状;有时出现白细胞计数减少,偶有红细胞减少等;有时出现丙氨酸氨基转移酶、天门冬氨酸氨基转移酶、γ-谷氨酰转肽酶、乳酸脱氢酶、尿素氮增高等。

(2)吡拉西坦(脑复康):每日 800～1 600 毫克,分 2～3 次服,服 2 周至 3 个月。个别患者可有口干、食欲缺乏、恶心、便秘、失眠、荨麻疹、焦虑、神经过敏、激动及震颤增多等不良反应。

7. 对症治疗 包括维持生命体征和处理并发症。主要针对以下情况及时处理。

(1)吸氧和通气支持:轻症、无低氧血症的脑梗死患者无需常规吸氧,对脑干梗死和大面积梗死等患者或有气道受累者,需要气道支持和辅助通气。

(2)血糖:脑梗死急性期高血糖较常见,可以是原有糖尿病的表现或应激反应。应常规检查血糖,当超过 11.1 毫摩/升时应立即予以胰岛素治疗,将血糖控制在 8.3 毫摩/升以下。开始使用胰

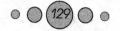

岛素时应 1～2 小时监测血糖 1 次。偶有发生低血糖,可用 10%～20%的葡萄糖口服或注射纠正。

(3)脑水肿:多见于大面积梗死,脑水肿常于发病后 3～5 日达高峰。治疗目标是降低颅内压,维持足够脑灌注和预防脑疝发生。20%甘露醇 125～250 毫升,静脉滴注,6～8 小时 1 次;对心、肾功能不全患者可改用呋塞米 20～40 毫克,静脉注射,6～8 小时 1 次;可酌情同时应用甘油果糖 250～500 毫升,静脉滴注,每日 1～2 次;还可用注射用七叶皂苷钠和白蛋白辅助治疗。

(4)感染:脑梗死患者(尤其存在意识障碍者)急性期容易发生呼吸道、泌尿系感染等,是导致病情加重的重要原因。患者采用适当的体位,经常翻身叩背及防止误吸是预防肺炎的重要措施,肺炎的治疗主要包括呼吸支持(如氧疗)和抗生素治疗。尿路感染主要继发于尿失禁和留置导尿,尽可能避免插管和留置导尿,间歇导尿和酸化尿液可减少尿路感染,一旦发生应及时根据细菌培养和药敏试验应用敏感抗生素。

(5)上消化道出血:高龄和重症脑梗死患者急性期容易发生应激性溃疡,应常规应用抗溃疡病药(H_2 受体拮抗药)西咪替丁 400 毫克,静脉注射,每 24 小时总量 1 600 毫克;或法莫替丁 20 毫克,每 12 小时 1 次,以维持胃液 pH 值在 5.5 以上。对已发生消化道出血患者,应进行冰盐水洗胃、局部应用止血药(如口服或鼻饲云南白药、凝血酶等);出血量多引起休克者,必要时需要输注新鲜全血或红细胞成分输血。

(6)发热:主要源于下丘脑体温调节中枢受损、并发感染、吸收热、脱水。体温升高可以增加脑代谢耗氧及自由基产生,从而增加脑梗死患者死亡率及致残率。对中枢性发热患者,应以物理降温为主(冰帽、冰毯或酒精擦浴),必要时予以人工亚冬眠。

(7)深静脉血栓形成:高龄、严重瘫痪和心房纤颤均增加深静脉血栓形成的危险性,同时增加了发生肺栓塞的风险。应鼓励患

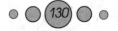

者尽早活动,下肢抬高,避免下肢静脉输液。预防性用药,首选低分子肝素400单位,皮下注射,每日1～2次;对发生近端深静脉血栓形成、抗凝治疗症状无缓解者应给予溶栓治疗。

(8)水电解质平衡紊乱:脑梗死时由于神经内分泌功能紊乱、进食减少、呕吐及脱水治疗常并发水电解质紊乱,主要包括低钾血症、低钠血症和高钠血症。

①低钠血症。应停止或减少摄水,给予等渗的平衡盐溶液,使用溶质性利尿剂。重症者,必要时用3％～5％氯化钠液,成人氯化钠摄入每日不得超过20克。目的是改善血浆晶体渗透压,进而缓解脑水肿,而不是立即纠正低血钠。

②高钠血症。停止补给钠。口服清水或静脉输入5％葡萄糖溶液,注意输入速度不得过快,以防迅速增加血容量和体液迅速转为低渗,使脑细胞由脱水转为水肿。补水的同时,可合用襻利尿剂,促使排钠,但应注意把握利尿的程度,保证及时补水,不得出现入不敷出的情况。

③低钾血症。静脉补钾必须经过稀释,而且每小时排尿量不得少于30毫升,否则不能经静脉补钾。为避免静脉补给含钾浓度高的溶液对静脉壁带来的刺激,输用溶液中的含钾量以不超过40毫摩/升为妥,每小时静脉补钾的输入量以不超过20毫摩为宜。严重低血钾时,为适应抢救的需要,单位时间补给的钾可以有所增加。但大量快速补钾必须心电图连续监护,以策安全。一般可在第一个24小时内补给所缺钾的1/2,并应补给继续丢失的量。

④其他。在低血钾的治疗时,还应考虑到血钙、镁和无机磷酸盐也可能会同时降低。鉴于血钾和血镁降低的心电图变化很相似,若严重低血钾患者在大量补钾后,心电图没能出现相应的好转,应考虑有缺镁的可能。另外,由缺钾引起的肌肉无力会掩盖低钙的症状,因而遇有血钾降低时,应注意观察有无血钙降低的病情,并检测血钙。

(9)心脏损伤:脑梗死合并心脏损伤是脑心综合征的表现之一,主要包括急性心肌缺血、心肌梗死、心律失常及心力衰竭。脑梗死急性期应密切观察心脏情况,必要时进行动态心电监测和心肌酶谱检查,及时发现心脏损伤,并及时治疗。措施包括减轻心脏负荷,慎用增加心脏负担的药物,注意输液速度及输液量,对高龄患者或原有心脏病患者甘露醇用量减半或改用其他脱水药。

①心力衰竭者给予地高辛 0.125 毫克,每日 1~2 次;或毛花苷 C 0.2~0.4 毫克,静脉注射;亦可用呋塞米 20~40 毫克,静脉注射。

②冠心病心绞痛或心肌梗死者可给予以下治疗。

●硝酸甘油。稳定型心绞痛患者在心绞痛发作前给予 0.3~0.6 毫克,舌下含化可预防心绞痛发作。

●硝酸甘油缓释片。每次 2.5 毫克,口服,12 小时 1 次。

●硝酸甘油膜片。每片含硝酸甘油 25 毫克(或 50 毫克),贴于左胸前区,作用可维持 12~24 小时,24 小时释放量 5 毫克(或 10 毫克)。

●硝酸异山梨醇酯。每次 5~10 毫克,口服,6~8 小时 1 次。

●硝酸异山梨醇酯皮肤喷雾。每喷一下含硝酸异山梨醇酯 30 毫克,左胸前区皮肤喷雾,每次喷雾 1 下,最多每次 2 下,每日 1 次。

●普萘洛尔(心得安)。每次 10~20 毫克,口服,每日 3~4 次。

●美托洛尔(倍他乐克)。每次 50~100 毫克,口服,每日 2 次。

●阿替洛尔(氨酰心安)。每次 25~75 毫克,口服,每日 2 次。

●纳多洛尔。每次 40~80 毫克,口服,每日 1 次。

●氧烯洛尔。每次 20~40 毫克,口服,每日 3 次。

●吲哚洛尔。每次 5~20 毫克,口服,每日 3 次。

●比索洛尔。每次 5 毫克,口服,每日 1 次。

●地尔硫䓬(合心爽)。每次 30~90 毫克,每日 3 次;缓释剂每次 90~180 毫克,口服,每日 1 次。

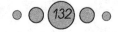

●维拉帕米。每次 80～120 毫克,口服,每日 3 次;缓释剂每次 240～480 毫克,口服,每日 1 次。

●硝苯地平缓释片(伲福达)。每次 20 毫克,口服,每日 2 次;硝苯地平控释片(拜心同)每次 30 毫克,口服,每日 1 次。

●尼群地平。每次 10～20 毫克,口服,每日 3 次。

●氨氯地平(络活喜)。每次 5～10 毫克,口服,每日 1 次。

●非洛地平(波依定)。每次 2.5～10 毫克,口服,每日 1 次。

③室性早搏。

●维拉帕米(异搏定)。每次 40 毫克,口服,每日 3 次。

●普萘洛尔(心得安)。每次 10 毫克,口服,每日 3 次;或美托洛尔 25～50 毫克,口服,每日 2 次。

●普罗帕酮(心律平)。每次 100～200 毫克,口服,每日 3 次。

●胺碘酮(乙胺碘呋酮)。每次 0.2 克,口服,每日 3 次;早搏消失后逐渐减量至 0.2 克,每日 1 次维持。

●美西律。每次 0.1～0.2 克,口服,6～8 小时 1 次。

●普鲁卡因胺。每次 0.25～0.5 克,口服,每日 4 次。

●利多卡因。每次 1～2 毫克/千克体重,静脉注射 1 分钟后如不见效,隔 5～10 分钟再注射 1 次,直至总量 300 毫克,见效后再以 1～4 毫克/分钟的速度维持。

④室上性或室性心动过速。可给予胺碘酮 150 毫克,静脉注射,无效者,可重复使用。

⑤窦性心动过缓者。阿托品每次 0.3 毫克,每日 4 次,口服;必要时可给异丙肾上腺素 1 毫克,葡萄糖注射液 250 毫升,持续静脉滴注,以提高心率。

8. 特殊治疗 包括超早期溶栓治疗、抗血小板治疗、抗凝治疗、血管内治疗、细胞保护治疗和外科治疗等。

(1)静脉溶栓

①适应证。年龄 18～80 岁;临床明确诊断缺血性梗死,并且

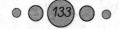

造成明确的神经功能障碍（NIHSS＞4分）；症状开始出现至静脉干预时间＜3小时；梗死症状持续至少30分钟，且治疗前无明显改善；患者或其家属对静脉溶栓的风险知情同意。

②禁忌证。CT证实颅内出血；神经功能障碍非常轻微或迅速改善；发病超过3小时或无法确定。伴有明确癫痫发作；既往有颅内出血、动静脉畸形或颅内动脉瘤病史；最近3个月内有颅内手术、头外伤或梗死史；最近21日内有消化道、泌尿系等内脏器官活动性出血史；最近14日内有外科手术史；最近7日内有腰穿或动脉穿刺史；血糖＜2.7毫摩/升，收缩压＞180毫米汞柱或舒张压＞100毫米汞柱或需要积极的降压来达到要求范围；CT显示低密度＞1/3大脑中动脉供血区（大脑中动脉区脑梗死患者）。有明显出血倾向；血小板计数＜100×10^9/升；48小时内接受肝素治疗并且活化部分凝血酶原时间高于正常值上限；近期接受抗凝治疗（如华法林）并且国际标准化比值＞1.5。

③常用溶栓药物。尿激酶100万～150万单位，加入生理盐水100～200毫升，持续静脉滴注30分钟。重组型纤溶酶原激活物，一次用量0.9毫克/千克体重，最大剂量＜90毫克，先予10%的剂量静脉滴注，其余剂量在60分钟内持续静脉滴注。

（2）动脉溶栓：对大脑中动脉等大动脉闭塞引起的严重梗死患者，如果发病时间在6小时内（椎-基底动脉血栓可适当放宽治疗时间窗），经慎重选择后可进行动脉溶栓治疗，常用药物为尿激酶和重组型纤溶酶原激活物，与静脉溶栓相比，可减少用药剂量，需要DSA的监测下进行。动脉溶栓的适应证、禁忌证与静脉溶栓基本相同。

（3）脑保护治疗

①脑细胞活化剂。脑梗死瘫痪后，由于严重脑缺血缺氧使受损区三磷腺苷很快耗竭，能量代谢停滞，导致脑细胞变性坏死。细胞活化剂能提高细胞对氧与葡萄糖的利用率与代谢率，阻滞并改

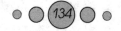

善神经功能障碍。

●能量合剂。10％葡萄糖 500 毫升,胰岛素 8 单位,辅酶 A 50～200 单位,三磷腺苷 40～60 毫克,细胞色素 C 30 毫克,维生素 B_6 160 毫克,10％氯化钾 1 克,静脉滴注,每日 1 次。

●胞磷胆碱。能促进卵磷脂合成,清除游离脂肪酸,兴奋脑干网状结构,提高觉醒反应,恢复神经组织功能,改善脑代谢。由于胞磷胆碱是在三磷腺苷存在下参与磷脂合成的,故合用三磷腺苷可以提高本品疗效。常用量为 0.5～1 克,加入 5％葡萄糖 500 毫升,静脉滴注,每日 1 次;或用每次 0.25 克,肌内注射,每日 2 次。

●吡拉西坦(脑复康)。能促进三磷腺苷转换,降低血管阻力,加速胼胝信息传递,增加皮质与皮质下联系,强化记忆力,改善各种类型的脑缺氧。每次 0.4～1.2 克,每日 3 次,口服。吸收迅速,昏迷患者可注射给药。

●吡硫醇(脑复新)。是维生素 B_6 衍化物,能促进葡萄糖吸收,促进脑细胞内呼吸,增加脑血流量。常用量 0.1～0.2 克,每日 3 次,口服。

●双氢麦角碱(海得琴)。能促进能量代谢,调节神经递质,增加血流量,改善微循环,抑制血小板凝聚,减轻脑血管痉挛并降低血压,但不影响心排血量。急性期第 1～3 日用 1.8 毫克,加入 5％葡萄糖注射液 500 毫升,静脉滴注,每日 1 次;第 4～10 日改为 0.9 毫克,肌内注射,12 小时 1 次;第 11～28 日改为 3 毫克,12 小时 1 次,口服;6 周后每次口服 1 毫克。血管性痴呆患者,每次 1～2 毫克,每日 3 次,口服。

●阿米三嗪/萝巴新(都可喜)。能提高脑动脉血氧含量 15％,抗缺氧,促进葡萄糖代谢,改善微循环及脑功能。临床用于治疗脑梗死与血管性痴呆。常用量为开始 1 片,每日 2 次;1 个月后见效,改用 1 片,每日 1 次,口服。

●脑蛋白水解物(脑活素)。含多种氨基酸,其中 85％为游离

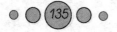

氨基酸,15％为结合肽,均能通过血脑屏障。临床主要用于脑梗死恢复期及脑萎缩。常用 10～20 毫升,加入生理盐水 250～500 毫升中静脉滴注,每分钟 30 滴,每日 1 次,10～15 日为 1 个疗程,间歇 2 周后可用下一个疗程。亦可肌内注射。

据临床观察,应用脑细胞活化剂的指征为:出血性梗死偏瘫,常在病情稳定后第 2～3 周开始应用。缺血性梗死偏瘫,常在发病后第二周即可应用,其用法如下。

第一组:能量合剂 14 日为 1 个疗程,疗程间隔 1 周,可连续用 2～3 个疗程。

第二组:10％葡萄糖注射液 500 毫升,胞磷胆碱 0.2～0.5 克,静脉滴注,5～10 日为 1 个疗程;胞磷胆碱 0.25 克,每日 1 次,肌内注射,2 周为 1 个疗程,每个疗程间隔 5 日,可连续应用 2～3 个疗程。

第三组:吡拉西坦片,每次 0.8 克,每日 3 次,重症可增至每次 4 片,每日 3 次,一般 3～6 周为 1 个疗程,服药 1 个疗程后可维持原剂量或减半应用。

第四组:吡硫醇片,每次 0.2 克,每日 3 次,可作为辅助药物长期使用。

以上 4 组药物,一般为选择一组静脉给药或配合一组口服药物,临床疗效以第一组和第二组疗效为优。

②抗自由基药物。自由基即游离基,活性高能迅速结合成稳定化合物,或与其他活性物质反应而产生新的自由基,并呈连锁反应。正常机体能量代谢过程中产生的自由基随时为自由基系清除,呈动态平衡。当脑缺血 12 小时后,自由基明显升高,从而诱发自由基大量产生的连锁反应。脑缺血可引起葡萄糖有氧代谢中断,能量耗竭,导致细胞水肿与坏死;大量自由基蓄积造成一系列神经细胞损害。

●糖皮质激素。刺激白细胞产生脂肪调节素,具有强力的抑

制膦酸脂酶 A_2 的作用,从而抵制花生四烯酸降解与自由基产生。另外,糖皮质激素能稳定细胞膜与溶酶体膜,对脑组织起到保护作用。可用甲泼尼龙每日 16～24 毫克,分 2～4 次口服;或每日 40～80 毫克,静脉滴注。地塞米松每日 5～10 毫克,静脉滴注。

●维生素 E。因为维生素 E 对氧敏感,极易氧化,它能与自由基结合而使之作用消失。维生素 E 清除自由基,减少脂质过氧化物的形成,恢复前列腺环素与血栓烷 A_2 的动态平衡,降低组织氧消耗,增强对缺氧的耐受性,增强抗凝血作用并延长凝血时间。常用 10～100 毫克,每日 3 次,口服。

●倍他米松与甘露醇。是自由基清道夫,又是脂质过氧化抑制剂。倍他米松可直接分解脂质过氧化氢,甘露醇可阻止脂质过氧化作用。

●巴比妥类。对缺氧有保护作用,能减轻脑组织损害,延长生存期,提高生存率。巴比妥类能清除自由基;可降低氧化代谢,延长不可逆性脑损害的时阈;可减轻细胞毒性脑水肿;可使脑血管收缩,降低脑血流量,减少颅内血容量并制止盗血现象,从而降低颅压与脑水肿。巴比妥类适用于脑梗死急性期,应尽早使用,连用 3 日以上,以中效与长效剂为宜(苯巴比妥 30 毫克,口服,每日 3 次;地西泮 2.5～5 毫克,口服,每日 3 次)。但有呼吸抑制作用,应用时要注意。

●延胡索酸尼唑劳诺。能消除自由基,抑制过氧化作用。它可使脑代谢率降低 20%～30%,稳定生物膜,抗血栓烷 A_2 合成,促进前列腺环素生成。每次 5～10 毫克,静脉滴注,每日 2～3 次,连用 5 日。

●二甲亚砜。通过刺激 ACTH 与糖皮质激素的分泌,间接发挥抗自由基作用。可降颅内压,类似于渗透性脱水药;可增加脑血流量,可使动脉压回升,血管阻力下降;可提高气体交换率与代谢功能;可消炎抑菌。

●去铁胺。是多种酶系统的辅酶。脑缺血时或再灌后铁离子解离度增加,自由铁离子可损伤脑组织。去铁胺可抑制脂质过氧化,阻滞 H_2O_2 形成 OH 自由基。

●别嘌醇与氟丙拉嗪。能抑制 O_2-自由基生成,防止过氧化作用。

●辅酶 Q_{10}。是一种还原剂,能清除氧自由基,拮抗磷脂酶,抵制脂质过氧化作用,促进线粒体功能恢复。每次 10 毫克,每日 2 次,口服、肌内注射或静脉注射。

9. 血管内治疗　血管内治疗包括经皮腔内血管成形术和血管内支架置入术等。对于颈动脉狭窄>70%,而神经功能缺损与之相关者,可根据患者的具体情况考虑行相应的血管内治疗。血管内治疗是新近问世的技术,目前尚没有长期随访的大规模临床研究,故应慎重选择。

10. 外科治疗　对于有或无症状、单侧重度颈动脉狭窄>70%,或经药物治疗无效者可以考虑进行颈动脉内膜切除术,但不推荐在发病 24 小时内进行。幕上大面积脑梗死伴有严重脑水肿、占位效应和脑疝形成征象者,可行去骨瓣减压术;小脑梗死使脑干受压导致病情恶化时,可行抽吸梗死小脑组织和颅后窝减压术以挽救患者生命。

(二)常用中医中药治疗

1. 辨证分型施治

(1)阳亢痹阻型:症见半身不遂,口眼㖞斜,语言謇涩,头痛眩晕,失眠多梦,口苦咽干,肢体麻木和震颤,舌质红,苔黄,脉弦数有力。

治则:滋阴潜阳、熄风通络。

方药:镇肝熄风汤加减。生白芍、代赭石、生龙骨、生牡蛎、鸡

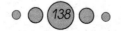

血藤各 30 克,生麦芽、川牛膝、丹参、夏枯草、麦门冬各 15 克,生地黄、玄参各 12 克,黄芩 10 克,生甘草 6 克。水煎服,每日 1 剂。

加减:热象重者,加龙胆草 10 克,生石膏 30 克;头痛眩晕者,加菊花、白蒺藜各 10 克,钩藤 15 克;大便燥结者,加大黄 10～15克;若出现神昏、谵语等中脏腑的阳闭证,加安宫牛黄丸、紫雪丹等药;有脱证征象者,投服参附汤、生脉散或四逆汤以回阳救逆。

用法:每日 1 剂,水煎服。

(2)痰湿阻络型:症见半身不遂,口眼㖞斜,语謇流涎,恶心纳呆,面色㿠白,头晕目眩,四肢麻木,舌苔厚腻,脉弦而濡。

治则:豁痰化湿,宣窍通络。

方药:解语丹加减。天麻 9 克,全蝎 5 克,白附子 5 克,胆南星 9 克,天竺黄 9 克,石菖蒲 1 克,郁金 9 克,远志 9 克,茯苓 12 克,川芎 9 克,当归 9 克,桃仁 9 克。

用法:每日 1 剂,水煎服。

(3)气虚血瘀型:症见半身不遂,口眼㖞斜,语言謇涩,神疲乏力,面色少华,头晕心悸,舌质淡或有瘀斑,苔薄白,脉沉细或弦细。

治则:益气活血,祛瘀通络。

方药:补阳还五汤加味。生黄芪、丹参、鸡血藤各 30 克,当归、赤芍、川芎、地龙各 15 克,桃仁、红花各 10 克,川牛膝 12 克。加减:气虚偏重者,重用黄芪或加太子参 30 克;血瘀重者,加三棱、桃仁、莪术各 10 克,水蛭 6 克,䗪虫 3 克;口眼㖞斜者,加白附子 6 克,僵蚕、全蝎各 10 克;肢体麻木,伸屈不利者,加桑枝 30 克,蜈蚣 2 条,乌梢蛇 12 克;言语謇涩者,加远志、郁金各 10 克,石菖蒲 12 克;素体阳虚,四肢不温者,加附子 10 克,肉桂 6 克(或桂枝 10 克)。

用法:每日 1 剂,水煎服。

(4)血虚风盛,脉络瘀阻型:症见半身不遂,以患肢强痛、屈伸不利、僵硬拘急为主,可兼有偏身麻木,口眼㖞斜,言语謇涩,头晕耳鸣,两目干涩,腰酸痛,心烦失眠,心悸盗汗,舌质暗红,苔少或薄黄,脉弦细。

治则:养血平肝,熄风通络。

方药:四物汤合天麻钩藤饮加减。当归、赤芍、生地黄、川芎、钩藤、天麻、川牛膝各10克,菊花、丹参各15克,桑寄生、生石决明(先煎)各10克。

用法:每日1剂,水煎服。

2. 辨证分类治疗

(1)脉络空虚,风邪入中:分为以口眼(或口舌)㖞斜为主和偏身麻木为主。

①舌㖞斜为主

主症:突然口舌㖞斜,重则口角流涎,咀嚼时食物滞留于患侧齿颊之间,或有语言不利。可伴有恶风寒、发热、汗出或无汗、肢体拘急、肌肉关节酸痛等症。少数患者可见偏身麻木或一侧肢体力弱,舌苔多薄白或薄黄,脉浮数、浮缓或浮紧。

需要说明的是:有无表证为区别外风和内风的重要依据,本证突然口眼㖞斜多兼表证,故多由经脉空虚,风邪入中而成。

治则:祛风通络,养血和营。

方药:牵正散加减。全蝎8克,僵蚕12克,白附子9克,羌活6克,防风9克,当归12克,赤芍12克,香附10克,鸡血藤20克,丹参20克。

加减:表虚自汗者,去羌活,加桂枝6克,黄芪10克;内热郁蒸,肌表汗出,舌苔薄黄者,去羌活,加夏枯草15克,黄芩9克,菊花10克;项背拘急,四肢麻木者,加葛根30克,桂枝6克;痰多不利者,加清半夏10克,胆南星6克,瓜蒌15克;年老体衰者,加生黄芪20克。若治疗2个月以上未能恢复者,多有痰浊瘀血阻滞脉络,可去防风、羌活,加水蛭6克,鬼箭羽10克,穿山甲6克,以逐瘀血;加白芥子3克,猪牙皂6克,制南星6克,以涤除经络中的顽

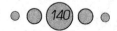

痰;有病久口眼㖞斜而口眼部肌肉频繁抽动的症状者,可去羌活、防风、白附子,加天麻10克,钩藤15克,生石决明(先煎)30克,白芍15克,木瓜15克,以平肝熄风,和血舒筋。

用法:每日1剂,水煎服。

转归:主要以口眼㖞斜为主,而伸舌不歪者,其邪中较浅,病情较轻属中络证,如及时正确治疗,一般经2~3周开始恢复,1~2个月完全恢复。2个月以上仍未恢复者,则病久由气滞转为气虚,气虚生痰和气虚血瘀,因痰浊血瘀壅塞脉络而成顽证,若经6个月以上尚不能恢复的,则较少能完全恢复。

单纯的口眼歪斜相当于现代医学的面神经麻痹者,多由面神经炎引起,此类症候表现也属中风中络。用中药治疗也可参照上述辨治方法。

②偏身麻木为主

主症:平素头晕眼花,急躁易怒,心烦口苦,面红目赤,容易出汗,如此时卒感风邪则可突然发生偏身麻木,甚可一侧手足活动不利,可兼有表证,但多不明显,舌质稍红或边尖红,舌苔薄黄,脉细弦数,此乃肝经郁热,风中经络证。

治则:清肝散风,活血通络。

方药:可选用验方清肝熄风饮加减。夏枯草10克,黄芩10克,薄荷6克,防风6克,菊花10克,钩藤15克,赤芍15克,红花10克,鸡血藤30克,地龙10克,乌梢蛇6克。

用法:每日1剂,水煎服。

服用本方如肝热得清,风邪得散,使阴阳平复,气血循环正常,则麻木不遂之证自除。本方也可用于因肝热受风而口眼㖞斜者。

转归:如治疗及时得当,于3、5日即可进入恢复期,15日左右可望痊愈。如调治失当,特别是遇有情志刺激的情况下,即所谓五志之火相激,病情必定转重,由中络而成中经必见半身不遂,甚至有个别人因暴怒,忧思过极,情志之火亢盛,或又狂饮醇酒,而发生

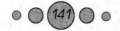

复中,也可出现中脏腑的重证。

(2)肝肾阴虚,风阳上扰

主症:平素头晕头痛,耳鸣目眩,少寐多梦,腰酸腿软,或遇诱因触动,突然一侧手足沉重麻木,口舌㖞斜,半身不遂,舌强语謇,舌质红,苔白或薄黄,脉弦滑或弦细而数。

治法:滋阴清降,镇肝熄风。

方药:镇肝熄风汤加减。生龙骨(先煎)、代赭石、生牡蛎(先煎)各30克,钩藤15克,菊花10克,龟版10克,玄参10克,白芍10克,川牛膝15克,川楝子10克,茵陈10克,生麦芽10克。

加减:痰盛者,去龟版,加胆南星6克,竹沥水40毫升(分对);心中烦热者,加黄芩10克,生石膏(先煎)30克;头痛重者,加生石决明(先煎)30克,夏枯草(先煎)10克。另可酌选通窍活络的石菖蒲8克,远志6克,地龙10克,红花10克,鸡血藤15克等。如舌苔白厚腻者,酌减滋阴药;舌苔黄腻,大便秘结者,加全瓜蒌30克,枳实10克,生大黄(后下)6克,以通腑泄热。本证急性期配用牛黄清心丸,以清心安神,化痰熄风;至恢复期,有头蒙眼花,耳鸣眠差而半身不遂者,选用杞菊地黄丸,滋养肝肾以熄内风;遇有舌质红绛而晦,眩晕重,烦躁甚,有复中危险者,应配用滋阴降火丸。

用法:每日1剂,水煎服。

本证属中经证,多相当于急性缺血性脑梗死。治疗以镇肝熄风汤为主,并酌加活血化瘀的丹参、川芎、红花、赤芍,或静脉滴注丹参、川芎等活血化瘀注射剂。

(3)痰热腑实,风痰上扰

主症:突然半身不遂,偏身麻木,口舌㖞斜,便秘,腹胀,头晕,痰多,舌謇,舌苔黄或黄腻,脉弦滑(常见偏瘫侧脉弦滑而大)。

治则:通腑化痰为先,继之清化痰热活络。

方药:王永炎验方"蒌星承气汤"加减。全瓜蒌20克,胆南星6克,大黄(后下)10克,芒硝(冲化)5克,丹参30克,赤芍15克,

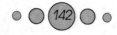

鸡血藤 30 克。

加减:若头晕重者,加钩藤 15 克,合欢花 30 克,以育阴安神;若舌謇语涩较甚者,加石菖蒲 10 克,石斛 20 克,以养阴开窍。

用法:每日 1 剂,水煎服。

转归:本证也属中经证,但痰热转重,如出现神志迷蒙嗜睡已属中腑证。因此,痰热腑实,风痰上扰的症候类型,可以认为是中经和中腑的移行型。如调治得当,在 2 周左右进入恢复期。在治疗方面先通腑化痰,继之清化痰热活络通脉,待痰热渐化,再予活血化瘀重剂。恢复期以后,多转为气虚血瘀或阴虚血瘀,可分别给补阳还五汤益气活瘀和增液汤加活络药养阴通络。若本证病势演变为顺境,预后较好;若痰热重且随风阳上攻清窍必见神错;若气血逆乱,痰热阻滞中焦,耗伤胃气,久则胃气败坏,而见频频呃逆之候,救治及时确当,尚有好转的可能,一般预后不好。

(4)气虚血瘀,脉络阻闭

主症:起病缓慢,多在休息或睡眠时发病,偏身或四肢麻木,口舌㖞斜,语言不利,半身不遂,多兼有面色㿠白,气短乏力,自汗心悸,便溏,手足肿胀,舌质紫暗,苔薄白,脉细弱或弦细。

治则:益气活血,逐瘀通络。

方药:补阳还五汤加减。黄芪 20～30 克,当归 10 克,红花 10 克,丹参 30 克,桃仁 10 克,赤芍 10 克,地龙 10 克,鸡血藤 30 克,川牛膝 10 克,川芎 9 克,钩藤 15 克。

加减:若偏瘫日久不愈者,加全蝎 6 克,乌梢蛇 6 克,蜈蚣 1 条,搜风通络;若语謇较甚者,加胆南星 6 克,石菖蒲 10 克,远志 10 克以宣窍通络;若偏瘫以下肢软弱无力为主者,加桑寄生 15 克,续断 15 克,木瓜 15 克,肉苁蓉 15 克,以补肝肾、壮阳通络。

用法:每日 1 剂,水煎服。

(5)风痰瘀血,痹阻脉络

主症:平素可有头晕目眩,或形体稍胖,而发生半身不遂,口舌

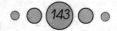

㖞斜,舌强言謇或不语,偏身麻木,食欲缺乏,舌质暗淡,舌苔薄白或白腻,脉弦滑。

治则:化痰熄风,祛瘀通络。

方药:半夏白术天麻汤加减。法半夏10克,生白术10克,天麻10克,胆南星6克,丹参30克,香附15克,酒大黄(后下)5克。

加减:若胸闷脘痞者,加全瓜蒌15克,薤白6克,枳壳10克。若痰多欲呕者,加橘红12克,茯苓15克,生姜6克,白豆蔻6克;若腹胀纳呆者,加厚朴9克,神曲15克,砂仁9克;若痰多色黄有化热倾向者,加天竺黄12克,黄芩9克,竹沥水40毫升(分冲);若瘫痪肢体沉重,且肢端欠温者,加桂枝9克,鸡血藤30克,川芎9克,全蝎(研粉冲)6克。

用法:每日1剂,水煎服。

(6)阴虚风动

主症:平素多口干,少寐多梦,而出现半身不遂,口舌㖞斜,舌强言謇或不语,偏身麻木,烦躁失眠,眩晕耳鸣,手足心热,舌质红绛或暗红,少苔或无苔,脉细弦或细弦数。

治则:育阴熄风,凉血活络。

方药:大补阴丸加减。生地黄20克,玄参15克,女贞子15克,白芍20克,桑寄生30克,钩藤30克,丹参15克,牡丹皮12克。

加减:若内热烦躁、失眠突出者,加麦冬15克,赤芍15克,栀子12克,犀角粉(分冲)0.1克;若目赤、眩晕、头痛,且时有肢体抽动者,加夏枯草20克,生石决明(先煎)30克,珍珠母(先煎)30克,羚羊粉(分冲)0.6克;若语謇或不语,咳黄色痰者,加全瓜蒌15克,天竺黄12克,远志9克,郁金10克,竹沥水(分冲)40毫升。

3. 急重症治疗

(1)治疗原则

①主症及特点。突然剧烈头痛、头胀或昏倒不省人事,牙关紧

闭,两手握固,肢体强痉拘挛或抽搐,或烦躁不宁。此属心肝火旺,内风暗翕之证;兼见面红目赤,二便闭结或失禁,昏不知人,口中气臭,为风火内扰,闭阻脾肾之证;兼见喉间痰鸣、气粗喘憋,呼吸急促,为邪气内闭于肺之证。兼见静而不烦,面白唇紫,痰涎壅盛,四肢不温,苔白为风痰湿瘀内闭心肝,进而累及脾、肾、肺。各证相互参考而自明之。

②病机。心肝火旺,内风鸥张而暗翕乃病之根本,进而导致气血津液功能紊乱而化生痰浊瘀血,阻滞气机,更助风火之势。风火内盛夹邪气内闭脾肾,亦可内闭于肺,邪闭于肾。二便可闭结,亦可失禁,不可不知,切不可一见二便失禁便言脱证。

③治则。清心肝、熄内风、化痰浊,开神窍。

④方药。自拟方:羚羊角粉(分冲)1～3克,生石决明(先煎)30克,天竺黄10克,全蝎10克,蜈蚣2条 广地龙30克,玳瑁(研冲)1.5克,钩藤30克,生大黄(后下)10克,枳实10克。安宫牛黄丸1～2丸、局方至宝丹1～2丸,视病情需要选用。

⑤加减。邪闭脾肾,气机不利,大便闭结或失禁者,加芒硝10～20克(冲),羌活6克;肺热壅盛者,加胆星10～15克,全瓜蒌30～60克;高热者,加犀角粉(冲)1克,赤芍15克,生地黄30克,连翘10克;风痰湿瘀内闭者,改安宫牛黄丸为苏合香丸,加制南星、石菖蒲、郁金等。

⑥服法及用量。因患者多神昏不语,用药途径以鼻饲为主,必要时,采取保留灌肠。病轻者每日1剂,病重者每日2剂,4～6小时给药1次。安宫牛黄丸和至宝凡6～8小时服半丸,病重者每3小时各服1丸。

⑦转归:闭证患者尤其属心肝火旺、内风鸥张者,如及时抢救,在3～5日内神志渐清,症状好转,2周左右可转入恢复期。病及脾、肾和肺者多神明昏败,常出现变证,或者内闭气血,而使阴阳离决,或者转为脱证而救治较难。

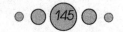

(2)急性期常用方剂

①阳闭。治以辛凉开窍,清肝熄风。

●羚羊角汤。羚羊角粉(另包冲)0.3克,石决明15克,代赭石15克,菊花10克,夏枯草12克,钩藤15克,龟版15克,白芍15克,牡丹皮10克,天竺黄10克。痰盛者,加竹沥(另服)10毫升,胆南星10克,或用竹沥30～50毫升,间隔4～6小时鼻饲1次;间有抽搐者,可加全蝎6克,蜈蚣6克;兼呕血者,酌加犀角(代、冲)0.6克,竹茹6克,鲜生地黄15克,白茅根30克;便秘者,加大黄10克,枳实10克;昏迷者,加郁金10克,石菖蒲10克。每日1剂,水煎服。主治中风阳闭。

●麝香丸。麝香0.3克,芦荟6克,胡黄连10克。共研末,水泛为丸,参汤下。主治中风阳闭。

●透顶散。细辛3克,瓜蒂10克,丁香3克,糯米6克,麝香0.3克。上药共研末为丸,冲服。主治中风阳闭。

●苍耳白芷辛夷汤。苍耳子10克,辛夷15克,白芷30克,薄荷3克。上药共为末,每服6克,葱汤调下;亦可作汤煎服。主治中风昏迷。

②阴闭。治以辛温开窍,除痰熄风。

●涤痰汤。制半夏10克,胆南星10克,陈皮10克,枳实10克,茯苓10克,石菖蒲10克,天麻10克,钩藤10克,僵蚕10克。每日1剂,水煎服。主治中风昏迷。

●乳香没药丸。僵蚕20克,当归20克,藿香20克,白芷20克,五灵脂20克,木鳖子10克,川芎30克,草乌头9克,地龙15克,威灵仙20克,白胶香20克,何首乌30克。上药共为末,醋糊丸如梧桐子大,每服5丸,不可多服,用薄荷汤送下,温酒亦可。主治中风窍闭,神志昏蒙。

●三仙散。红花3克,牛蒡子9克,穿山甲(炒珠)3片。上药为末,每服3克,水煎,酌情加减。主治:邪热入营,蕴郁血滞。

③熄风方剂。具有平肝熄风的功能。故可用于内风实证或虚证。此类方剂可广泛用于脑梗死眩晕、口角㖞斜、半身不遂或筋脉拘挛、手足蠕动、瘄痹诸症。

●大秦艽汤。秦艽 10 克,羌活 10 克,防风 12 克,当归 10 克,川芎 10 克,白芍 12 克,黄芩 10 克,细辛 6 克,石膏 30 克,白附子 6 克,全蝎 6 克,鸡血藤 30 克,丹参 20 克。兼风热表证者,可去羌活、防风,加桑叶 12 克,菊花 10 克,薄荷 10 克,以辛凉解表;若无内热者,可去黄芩、生石膏,加紫苏叶 10 克,以增加散寒之功效;若颈项拘急,四肢麻木者,加葛根 30 克,桂枝 10 克,以疏风解表;若痰多不利者,加清半夏 10 克,胆南星 10 克,瓜蒌 15 克,以化痰涎;若年老体弱者,加生黄芪 20 克,以益气扶正。每日 1 剂,水煎服。主治络脉空虚,风邪入中。

●镇肝熄风汤。怀牛膝 30 克,生赭石(轧细)30 克,生龙骨(捣碎)15 克,生牡蛎 15 克,生龟版 15 克,生杭芍 15 克,玄参 15 克,天冬 15 克,川楝子(捣碎)6 克,生麦芽 6 克,茵陈 6 克,甘草 4.5 克。若痰涎壅盛者,加胆南星 10 克,天竺黄 10 克,川贝母 10 克,以清热化痰;若心中烦热者,加川黄连 10 克,以清热除烦;若头痛较重者,加蔓荆子 10 克,羚羊角 1 克,以清热止痛;若肢体麻木者,加木耳 30 克,鸡血藤 30 克,以通络止麻;若舌苔黄腻,大便秘结者,加全瓜蒌 30 克,枳实 15 克,以通腑泻下。每日 1 剂,水煎服。主治肝肾阴虚,肝阳上亢,气血逆乱。

●天麻钩藤饮。天麻 9 克,钩藤(后下)12 克,石决明(先煎)18 克,栀子、黄芩各 9 克,川牛膝 12 克,杜仲、益母草、桑寄生、夜交藤、朱茯神各 9 克。每日 1 剂,水煎服。主治肝阳偏亢,肝风上扰。

●阿胶鸡子黄汤。陈阿胶(烊冲)6 克,生白芍 9 克,石决明 15 克,钩藤 6 克,大生地黄 12 克,清炙甘草 1.8 克,生牡蛎(杵)12 克,络石藤 9 克,茯神木 12 克,鸡蛋黄(先煎代水)2 个。每日 1

147

剂,水煎服。主治邪热久羁,灼烁阴虚,筋脉拘急。

●地黄饮子。熟干地黄、巴戟天(去心)、山茱萸、石斛、肉苁蓉(酒浸后、焙)、炮附子、五味子、肉桂、白茯苓、麦冬(去心)、石菖蒲、远志各等份。上药为末,每次9克,加生姜5片,大枣1枚,薄荷5～7叶,每日1剂,水煎服。主治瘖痱不语。

●大定风珠。生白芍18克,阿胶9克,生龟版12克,干地黄18克,麻仁6克,五味子6克,生牡蛎12克,麦冬(连心)18克,炙甘草12克,鸡蛋黄2枚,生鳖甲12克。水煎去渣,再入鸡蛋黄搅匀,温服。主治热邪久羁,热灼真阴。

④导痰方剂。具有利痰豁痰,宣窍通络之功效。多用于治疗中风痰涎壅盛,鼾声辘辘,神志昏蒙等症。

●稀涎散。猪牙皂4个,明矾30克。上2味药为末,每次6克,温水灌下。主治痰阻窍闭。

●白矾散。白矾如拇指大(为末),巴豆2粒(去皮膜)。上2味于新瓦上,煅至焦赤为度,炼蜜丸,如芡实大,每用1丸,棉裹,放患者口中近喉处,良久,出痰立愈。主治冷痱顽痰、固结喉间。

●竹沥汤。鲜竹沥600毫升,生葛汁300毫升,生姜汁60毫升。上3味,相和混匀,分3服,每日或隔日1服。主治中风病气痰交阻,风火相煽。

(3)后遗症治疗:脑梗死是中医内科常见病,又称中风。其病有深浅轻重之不同,病深则脑失神明之用,病浅则经脉闭滞,久失通利,邪气残留,正气未复,则留有后遗症。归纳其临床特征,脑梗死后遗症可分为:半身不遂、口眼㖞斜、失语、呆证、痫症、癫证等。因其均为中风病所导致故而又称:中风·半身不遂、中风·口眼㖞斜、中风·失语、中风·呆证、中风·痫症、中风·癫症。以下分别进行辨证施治。

①中风·半身不遂。属中风病常见的后遗症,亦是导致病残的主要因素,我们结合临床经验,把本病分为以下3种证候。

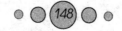

●气虚血瘀,脉络痹阻

主症:半身不遂,口眼㖞斜,常在睡眠时发病,面色萎黄,舌质淡暗,舌体胖,苔薄白,脉沉细无力。

方药:仿王清任补阳还五汤。生黄芪20~30克,赤芍15克,干地龙15克,当归30克,川芎25克,桃仁10克,豨莶草30克,威灵仙30克,小白花蛇(另研吞服)1条,制南星6克。

用法:每日1剂,水煎服。

●阴虚血瘀,脉络痹阻

主症:半身不遂,肢体拘急,头晕目眩,五心烦热,舌质红或绛红,少苔或无苔,脉沉细无力。

方药:仿陈士铎生血起废汤。生地黄,熟地黄各30克,当归30~50克,鸡血藤30克,白芥子6克,玉竹30~50克,川牛膝15克,桑枝30克,豨莶草30克,威灵仙30克,生甘草10克。

用法:每日1剂,水煎服。

●痰瘀互结,痹阻脉络。

主症:半身不遂,口眼㖞斜,心烦脘闷,恶心欲吐,纳呆,舌苔黄腻,脉弦滑。

方药:活血化痰通络汤。制南星10克,生槐米30克,鸡血藤30克,天竺黄10克,广地龙30克,丹参30克,赤芍15克,当归30克,豨莶草30克,威灵仙30克,川牛膝15克,桑枝50克。

用法:每日1剂,水煎服。

②中风·失语。可与中风·偏瘫并见,亦可单独出现,治疗比较困难,应当综合治疗,包括药物、针刺,配合康复。临床常见以下两种证候。

●风痰阻络,闭阻廉泉

主症:舌强语謇,或不语,舌体不灵,肢体麻木,口舌㖞斜,舌质淡暗苔白腻,脉弦滑。

方药:神仙解语丹化裁。明天麻10克,全蝎10克,制白附子

149

6～10克,制南星6～10克,石菖蒲6克,远志6克,清半夏10克,天竺黄10克,郁金10克。

用法:每日1剂,水煎服。

●肾精亏虚,肺失所养

主症:音哑,不能出声,舌体萎软收缩,活动不灵,伴有遗尿,或便秘,脉细数或沉细。

方药:仿地黄饮子。生地黄、熟地黄各30克,枸杞子15克,山茱萸10克,生山药30克,石菖蒲6克,郁金10克,当归30克,全蝎10克,干石斛15克,玉竹15克,杏仁6克,玉蝴蝶6克。

用法:每日1剂。水煎服。

③中风·呆证。中风日久不复,可致神呆,目光不活,言语迟钝,昏痴健忘,傻笑傻哭,甚至呆坐不动不语,临床十分常见,治疗亦不容易。综合我们的临床经验,其病常见两种证候。

●痰浊内停,神窍失养

主症:神呆面晦,形肥语迟,纳呆脘闷,半身不遂,健忘,舌质胖暗或红,苔厚腻或黄腻,脉弦滑或数。

方药:仿陈士铎洗心汤化裁。明天麻10克,生白术15克,清半夏10克,连翘6克,天竺黄10克,石菖蒲10克,郁金10克,珍珠粉1～2克,升麻2克,砂仁5克。

用法:每日1剂,水煎服。

●脾肾不足,髓海空虚

主症:神呆不语,昏痴健忘,傻笑或傻哭,甚者终日呆坐不语、不食,乏力倦怠,舌质胖暗,苔薄白,脉沉细。

方药:益脾补肾治呆方。制何首乌30克,黄精30克,熟地黄30克,龟版胶15克,天冬15克,桔梗6克,五味子10克,丹参30克,豨莶草30克,当归15克,砂仁6克。

用法:每日1剂,水煎服。

④中风·癫证。病久气虚,心脾阳气不足,聚湿生痰,化生瘀

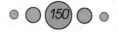

血,闭阻神明,而致癫痫诸症。常见有两种证候。

●心脾阳虚,痰瘀内停

主症:精神错乱,语无伦次或喃喃自语,爱哭傻笑,舌质淡暗体胖,苔白腻,脉沉弦滑。

方药:养心汤化裁。党参30克,生黄芪30克,当归15克,川芎15克,柏子仁15克,酸枣仁15克,茯苓10克,远志10克,石菖蒲10克,肉桂3克,胆南星6克,天竺黄10克,丹参30克。

用法:每日1剂,水煎服。

●痰火内扰,瘀血阻脉

主症:失眠,善怒多愁,心烦,常无端哭泣,便干,或夹杂黏胨,兼见偏瘫或失语,舌苔黄腻,脉弦数。

方药:除痰降火治癫方。柴胡15克,黄芩30克,清半夏12克,青皮10克,枳实10克,龙胆草10克,珍珠母30克,青礞石(先下)30克,石菖蒲10克,远志6克,制南星6克,丹参30克,当归15克,川牛膝30克。

用法:每日1剂,水煎服。

⑤中风·口眼㖞斜。是中风病的重要后遗症之一,多由于病情日久不愈,痰浊瘀血阻于面络,使之麻痹不仁,弛张不用而发为本病。

主症:口眼㖞斜,半面麻痹。

方药:加减牵正散。制白附子12克,白僵蚕10克,全蝎10克,川芎15克,当归15克,鸡血藤30克,桑枝50克,威灵仙30克。

用法:每日1剂,水煎服。

⑥中风·痫症。近年来,发病率越来越高,临床表现可为大发作亦或小发作,治疗十分困难。

●瘀血痫症

主症:突然昏眩仆倒,抽搐强直,口角流涎,口唇青紫,大便干,

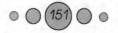

151

舌红苔腻,脉弦数。

方药:抵挡汤加味。水蛭 15 克,桃仁 15 克,生大黄 10 克,虻虫 10 克,广地龙 30 克,僵蚕 10 克,全蝎 10 克,蜈蚣 2 条,花蕊石 30 克。

用法:每日 1 剂,水煎服。

●风痰痫症

主症:同瘀血痫症,多有失眠、多梦、心烦、体胖,舌体胖大,苔厚腻,脉弦滑。

方药:定痫丸化裁。明天麻 9 克,川贝母 12 克,半夏 12 克,茯苓 15 克,丹参 15 克,麦冬 10 克,陈皮 10 克,石菖蒲 10 克,远志 6 克,制南星 10 克,全蝎 10 克,僵蚕 10 克,琥珀粉(分冲)2 克,朱砂(分冲)1 克,生甘草 10 克。

用法:每日 1 剂,水煎服。

4. 验方

(1)导痰方:猪苓 12 克,陈皮 6 克,制半夏 9 克,胆南星 9 克,枳实 12 克,天竺黄 9 克,炒川黄连 3 克,鲜石菖蒲 15 克,郁金 9 克,生石决明 30 克,生大黄(后下)9 克。每日 1 剂,水煎服。适用于中风呕吐痰涎,胸闷作呕,手足不利,神志时清时昧,烦躁不安,便秘等。

(2)清化热痰方:大生地黄 18 克,北沙参 18 克,麦冬 15 克,川石斛(先煎)18 克,甜苁蓉 12 克,远志 6 克,丹参 12 克,炒槐花 12 克,天竺黄 9 克,广郁金 9 克,石菖蒲 9 克。每日 1 剂,水煎服。适用于神志不清,半身不遂,言语不清,便秘等。

(3)平肝泄痰通肺方:钩藤(后下)15 克,牡蛎 30 克,石决明(先煎)30 克,生大黄(后下)4.5 克,猪苓 12 克,枳实 12 克,黄芩 9 克,天竺黄 9 克,牡丹皮 9 克,炒槐米 9 克。每日 1 剂,水煎服。适用于中风眩晕,口眼㖞斜,肢体麻木不遂,面红口苦,便秘。

(4)治脑动脉硬化方:羚羊角 3 克,石决明 20 克,桑叶 10 克,

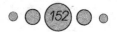

菊花 15 克,钩藤 30 克,白蒺藜 10 克,天麻 10 克,珍珠母 30 克,瓦楞子 10 克,牡蛎 30 克,龟版 10 克,阿胶 10 克。每日 1 剂,水煎服。适用于脑动脉硬化头痛、眩晕、失眠,防治中风瘫痪。

(5)益气化瘀方:当归 6 克,生地黄 9 克,川芎 4.5 克,桃仁 1.5 克,红花 6 克,半夏 9 克,橘红 4.5 克,桑枝 9 克,地龙 9 克,黄芪 4.5 克,牛膝 9 克。每日 1 剂,水煎服。适用于半身不遂,上下肢痛,言语迟涩,心烦寐差。

(6)涤痰开郁方:朱茯神 10 克,半夏 10 克,瓜蒌仁 10 克,竹茹 10 克,钩藤 10 克,旋覆花 7 克,川郁金 7 克,秦艽 7 克,胆南星 5 克,天麻 7 克,远志肉 5 克,九节菖蒲 3 克,炒枳实 3 克。每日 1 剂,水煎服。适用于中风眩晕,口眼㖞斜,舌强语涩,眼角流泪,口角流涎,手足麻木。

(7)豨莶至阳汤:九制豨莶草 50 克,黄芪 15 克,南星 10 克,白附子 10 克,川附片 10 克,川芎 5 克,红花 5 克,细辛 2.5 克,防风 10 克,牛膝 10 克,僵蚕 5 克,苏木 10 克。每日 1 剂,水煎服。适用于中风阳虚血凝诸症。

(8)豨莶至阴汤:九制豨莶草 50 克,干地黄 15 克,知母 20 克,当归 15 克,枸杞子 15 克,赤芍 20 克,龟版 10 克,牛膝 10 克,菊花 15 克,郁金 15 克,丹参 15 克,黄柏 5 克。每日 1 剂,水煎服。适用于中风证属阴虚热盛,内风暗动,经脉血滞等。

(9)通脉化瘀宁心汤:当归 12 克,桃仁 12 克,赤芍、白芍各 10 克,生地黄 10 克,枳壳 10 克,青皮 10 克,延胡索 10 克,郁金 10 克,远志 10 克,柏子仁 10 克,荷花 10 克,鳖甲 10 克,川芎 6 克,红花 6 克,薤白 6 克,石菖蒲 6 克,没药 6 克,瓜蒌 30 克,丹参 15 克,茯苓 15 克,牡蛎 15 克,鸡内金 15 克。每日 1 剂,水煎服。适用于胸中烦闷,两胁窜痛或心胸刺痛。

(10)当归山甲活血汤:当归、黄芪、桃仁、川牛膝、木瓜、防风、炮附子、没药、桂枝、穿山甲各 9 克,地龙、蝎尾、红花各 6 克。每日

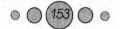

1剂,水煎服。适用于半身不遂,步履艰难。

(11)磁母镇静熄风汤:磁石、龙骨、牡蛎、白芍、天冬、麦冬、天竺黄各15克,珍珠母、玄参、石菖蒲、鳖甲、菊花、牡丹皮、钩藤、栀子、南星、生大黄各9克(单包冲对),朱砂(单包)、羚羊角各3克(单包冲煎),生石决明30克,生地黄12克。每日1剂,水煎服。适用于抽搐,神志不清,言语不利。

(12)治中风偏瘫方:桂枝6克,黄芪12克,防风3克,防己9克,僵蚕12克,白芍12克,川芎6克,石菖蒲15克,石决明15克,紫贝齿15克,附片9克。每日1剂,水煎服。适用于半身不遂,头脑胀痛,手足不温,夜寐不酣,脉弦细,舌苔白腻。

(13)辛温开窍方:白附子10克,远志6克,石菖蒲10克,白蒺藜15克,全蝎6克,丹参15克,每日1剂1,水煎服,配服苏合香丸2丸。适用于中风不语。

(14)通脉舒络汤:黄芪30克,红花10克,川芎10克,地龙15克,川牛膝15克,丹参30克,桂枝6克,山楂30克。每日1剂,水煎服。适用于中风气虚血瘀诸证。

(15)治口眼㖞斜方:全蝎6克,僵蚕10克,白附子3克,羌活6克,防风10克,当归10克,赤芍15克,香附10克。每日1剂,水煎服。

(16)治偏身麻木方:夏枯草10克,黄芩10克,薄荷6克,防风6克,菊花10克,钩藤15克,赤芍15克,红花10克,鸡血藤30克,地龙10克,乌梢蛇6克。每日1剂,水煎服。

(17)治痰热腑实方:生大黄15克,芒硝(冲)10克,枳壳10克,瓜蒌30克,胆星6克,羌活6克。每日1剂,水煎服。

(18)治中风阳闭方:羚羊角粉(冲)2克,钩藤15克,菊花10克,夏枯草10克,黄芩10克,生石决明(先煎)30克,生赭石(先煎)30克,龟版10克,白芍10克,牡丹皮6克,天竺黄10克。每日1剂,水煎服。

(19)治中风阴闭方:制南星10克,半夏10克,陈皮6克,茯苓15克,钩藤30克,地龙12克,石菖蒲6克,郁金10克,枳实10克。每日1剂,水煎服。

(20)治中风偏瘫方:钩藤20克,鸡血藤30克,天仙藤10克,忍冬藤30克,络石藤30克,胆南星10克,石菖蒲10克,郁金10克,川牛膝10克,云茯苓15克,全蝎10克,蜈蚣3条,僵蚕10克。每日1剂,水煎服。

(21)治言语不利方:石菖蒲15克,橘红15克,川贝母9克,全蝎9克,蜈蚣2条,红花9克,桑枝30克,僵蚕9克,地龙30克,茺蔚子30克,豨莶草30克,赤芍15克。每日1剂,水煎服。

(22)治中风眩晕方:白芍30克,珍珠母30克,石菖蒲9克,代赭石30克,玳瑁9克,钩藤24克,天竺黄9克,地龙15克,豨莶草30克,生地黄24克,僵蚕9克,白羚羊角1.2克,莲子心15克,玄参30克。每日1剂,水煎服。

(23)丹钩六枝汤:丹参30~60克,钩藤15~30克,豨莶草12~24克,夏枯草12~24克,地龙9克,红花6克,桑枝15克,橘红15克,松枝15克,桃枝15克,杉枝15克,竹枝15克,甘草3克。痰涎壅盛者,加瓜蒌15克,莱菔子20克;神昏者,加郁金9克,石菖蒲9克;血压持续不降者,加代赭石20克,牛膝20克;久病营血不足者,加当归15克,何首乌15克;肾精不足,腰膝酸软者,加枸杞子15克,山药15克。每日1剂,水煎服。适用于脑血栓形成属肝阳偏亢,风阳内动,迫血上逆,脑络受伤,阻塞清窍而致神志不清,半身不遂,眩晕诸症。

(24)活络消瘀汤:柴胡9克,赤芍30克,白芍30克,丹参15克,当归9克,乳香3克,没药3克,石菖蒲9克,琥珀9克,生地黄18克,川芎9克,甘草3克,生蒲黄9克。每日1剂,水煎服。适用于中风入络,瘀阻血脉诸症。

(25)脑栓通方:生黄芪15克,水蛭1克,虻虫0.1克,葛根21

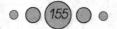

克,桃仁 6 克,赤芍 12 克,酒大黄 5 克,红花 9 克,地龙 12 克,胆南星 6 克,化橘红 9 克,通草 0.5 克,葱白 1 根,红糖(为引)适量。每日 1 剂,水煎服。适用于脑血栓形成半身不遂诸症。

(26)育阴潜阳方:龙骨、牡蛎各 18 克,煅石决明 24 克,磁石 12 克,玳瑁 9 克,生龟版 18 克,人参 9 克,附子 9 克,酸枣仁 12 克,远志 3 克。每日 1 剂,水煎服。适用于头晕目眩,视物模糊,口苦不渴,睡眠不实,舌红苔白,尺脉沉迟者。

(27)活血化瘀方:豨莶草 15 克,山羊角 12 克,当归 12 克,槐米 15 克,赤芍 15 克,桃仁 9 克,桑寄生 15 克,牛膝 9 克,木瓜 9 克,红花 4.5 克。每日 1 剂,水煎服。适用于中风后口眼㖞斜,半身不遂,手指卷曲,足趾难伸。

(28)凉肝熄风和阳方:羚羊角 3 克,牡丹皮 10 克,甘菊 12 克,钩藤 20 克,石决明 12 克,白蒺藜 10 克。每日 1 剂,水煎服。适用于肝风初起,头目昏眩。

(29)滋肝熄风潜阳方:牡蛎 30 克,生地黄 15 克,女贞子 10 克,玄参 15 克,白芍 15 克,菊花 15 克,阿胶 10 克。每日 1 剂,水煎服。适用于头目眩晕。

(30)养肝熄风方:生地黄 15 克,当归身 12 克,枸杞子 10 克,牛膝 10 克,天麻 10 克,制何首乌 12 克,三角胡麻 6 克。每日 1 剂,水煎服。适用于肝风走于四肢,经络牵制或麻木不仁。

(31)培土缓肝宁风方:人参 10 克,甘草 10 克,麦冬 15 克,白芍 10 克,甘菊花 10 克,玉竹 10 克。每日 1 剂,水煎服。适用于肝风上逆,中虚纳少。

(32)暖土御风方:白术 10 克,附子 10 克,甘草 6 克,生姜 6 克,大枣 3 枚。每日 1 剂,水煎服。适用于头目眩晕,恶寒恶风。

(33)牵正散加减:白附子、全蝎、红花、胆南星、橘络各 6 克,僵蚕、丹参各 12 克,半夏 9 克。每日 1 剂,水煎服。适用于脑血栓形成风痰入络型,表现为突然口眼㖞斜,口角流涎,肌肤麻木,手足拘

急,言语不利,甚则半身不遂,苔薄白,脉弦滑而数。

(34)益气活血方:党参、黄芪、威灵仙各12克,当归、川芎、白芍、秦艽各12克,桃仁、红花、地龙各6克。每日1剂,水煎服。适用于脑血栓形成气虚血瘀型,用于平素气血虚衰或年老体弱,症见口眼㖞斜,半身不遂,兼见气短,心悸,乏力,舌淡或暗,脉细。

(35)通络活血方:石决明、黛蛤粉、桑寄生各30克,威灵仙、旋覆花、代赭石、地龙、生穿山甲、僵蚕各10克,豨莶草、竹茹各12克,鸡血藤20克,知母、黄柏各10克,斑蝥、全蝎各3克。每日1剂,水煎服。适用于中风实证,素有高血压病史,素体健壮,或湿痰亦盛,适值肝热风动,或因肝郁化热,灼津为痰,阻塞络道,致半身不遂,口眼㖞斜,言语謇涩,脉弦滑而数。

(36)益气通络汤:黄芪20~30克,党参20~30克,鸡血藤20~30克,白术10克,当归10克,威灵仙10克,地龙10克,僵蚕10克,杭芍12克,熟地黄12克,豨莶草12克,桑寄生30克,全蝎5克,白附子3克。每日1剂,水煎服。适用于中风虚证,身体虚弱,气血不足,血虚不能养筋,则筋缓纵,气虚则活动乏力,脉沉细。

(37)泄脑汤合犀角地黄汤:犀角(代)1.5克,生地黄30克,牡丹皮10克,赤芍15克,黄芩10克,栀子10克,菊花10克,紫花地丁20克,玄参15克,茺蔚子10克,茯苓10克,车前子10克,川芎12克,白芷10克。每日1剂,水煎服。适用于风热毒蕴,血络瘀阻,症见头痛,眼睑肿胀,上睑下垂,伴有恶心呕吐,大便秘结,甚则神昏谵语,或抽搐动风,舌红苔黄燥,脉洪数。

(38)天麻10克,半夏12克,胆南星10克,桑寄生12克,石菖蒲10克,杜仲15克,远志10克,茯苓10克,龙齿15克。每日1剂,水煎服。适用于卒然中风,人事不省。

(39)附子、人参、白术、麦冬各10克,五味子、熟地黄各12克。每日1剂,水煎服。中风脱证,手撒便遗,周身出汗。

(40)荆芥9克,白附子15克,僵蚕10克,全蝎10克,蜈蚣1

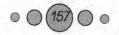

条、白芷 10 克。每日 1 剂,水煎服。适用于口眼㖞斜。

(41)龙齿 60 克,桑叶 10 克,络石藤 12 克,地龙 10 克,海风藤 12 克,钩藤 10 克,天麻 6 克,白蒺藜 10 克,石决明 30 克,白芍 10 克,朱茯神 10 克。每日 1 剂,水煎服。适用于头痛发胀,夜寐不酣,血压升高,鼻、舌、口㖞斜。

(42)羚羊角 0.1 克,郁金 10 克,白芍 4.5 克,石决明、珍珠母各 24 克,茯苓 12 克,防风 6 克,羌活 3 克,瓜蒌仁 10 克,胆南星 2 克,当归、石菖蒲各 6 克,苏合香丸 1 粒(另包吞服)。水煎,丸吞服,药温服,每日 3 次。适用于中风半身不遂,口眼㖞斜。

(43)黄芪 10 克,桂枝 4.5 克,白芍 6 克,炙甘草 3 克,当归、伸筋草、海风藤、络石藤、牛膝、木瓜各 10 克。每日 1 剂,水煎服。适用于半身不遂。

(44)炒远志 3 克,白僵蚕 10 克,郁金 4.5 克,钩藤 10 克,石菖蒲 1.5 克,半夏 4.5 克,橘红 3 克,赤芍、白芍各 10 克,胆南星 1.5 克,滁菊花 4.5 克,石决明 30 克,白蒺藜 10 克,竹沥 30 毫升,加姜汁 2 滴(冲)。每日 1 剂,水煎服。适用于中风猝然昏倒,口眼㖞斜。

(45)桑叶、桑寄生当归各 10 克,白芍 4.5 克,大胡麻、小胡麻各 10 克,橘红 4.5 克,杜仲 10 克,钩藤 4.5 克,胆南星 2 克,何首乌、夏枯草、活血藤各 10 克。每日 1 剂,水煎服。适用于半身不遂、头眩、口㖞。

(46)远志 4.5 克,石菖蒲 1.2 克,天竺黄 6 克,杏仁 4.5 克,瓜蒌仁 6 克,僵蚕 4.5 克,皂角 1.5 克,牛黄至宝丸(另服)1 粒。每日 1 剂,水煎服。

5. 单方

(1)胡椒 7 粒,硫黄 1 克,共研细末,用纱布包好纳入患侧鼻孔,每日更换 1 次。适用于口眼㖞斜。

(2)蓖麻仁适量,捣成膏,右㖞贴右,左㖞贴左。适用于口眼㖞斜。

(3)巴豆 7 枚,捣研如泥,右㖞涂右手心,左㖞涂左手心,以暖

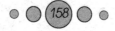

水1盏,置于药上,须臾即止。适用于口眼㖞斜。

(4)鸡血藤30克,红花10克,丹参30克,全蝎5克,水煎服。适用于半身不遂。

(5)萝卜子、猪牙皂各6克,以水煎服取吐。适用于中风口噤。

(6)竹沥500毫升,饮之,连饮佳。适用于中风口噤不语。

(7)梨汁100毫升,饮之,每日1次,旬日爽。适用于中风失音不语。

6. 常用中成药

(1)牛黄清心丸:每服1丸,病重者每次2丸,每日2次,温开水送下,如喉咙有痰声,可用竹沥水送下。适用于由气血不足,虚火上炎而致神志不宁,惊恐谵妄,虚烦不寐;或风中经络,头晕目眩,半身不遂,口眼㖞斜,痰涎壅盛,言语不利,或神志昏迷等症。

(2)再造丸(散):蜜丸每次1丸,散剂每次1瓶,均每日2次,温开水送下。适用于中风口歪眼斜,半身不遂,手足麻木或拘挛,言语謇涩,筋骨无力,行走艰难;并治风寒湿痹,筋骨疼痛等症。

①人参再造丸。每次1丸,每日2次,温开水送下。其主要功效与再造丸同。

②大活络丹。其功效与再造丸基本相同,但每丸重量较小,在临床应用时酌情加量使用。

③去风舒络丸。每次3克,每日2次,温开水送下。其功效与再造丸基本相同。

(3)散风活络丸:每次15粒,每日2次,温黄酒或温开水送下。适用于中风后遗症,见半身不遂,口㖞眼斜,手足萎软,行步艰难。孕妇禁忌。

(4)降压丸:每次6克,每日2次,温开水送下。适用于高血压病,头痛眩晕,耳鸣目胀,烦躁失眠,腿软脚轻等症。

①脑立清。每次10粒,每日2次,温开水送下。具有清肝热、降血压之功效。孕妇忌服。

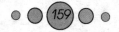

②菊明降压丸。每袋内装 30 克,每次 7.5 克,每日 2 次,温开水送下。具有降低血压之功效。主治原发性高血压,中风眩晕症。

(5)搜风丸:每次 1 丸,每日 2 次,温开水送下。适用于四肢不仁,半身不遂,口眼喎斜,肢体瘫痪,足膝麻痹,肢软无力,风痉疼痛,瘀滞等症。

(6)侯氏黑散:每服 1 袋,每日 2～3 次,温酒调服。适用于左瘫右痪,半身不遂,中风不语,手足拘挛,口眼喎斜,麻木不仁。忌食鱼肉、大蒜、醋。孕妇忌服。

(7)伏虎丸:每服 2 丸,每日服 2 次,酒送下。适用于中风后遗症,左瘫右痪等症。

7. 中药制剂

(1)通脉舒络液

①舒络注射液,每日 250 毫升,静脉滴注,10 日为 1 个疗程,休息 4 日,再进行第二个疗程。

②通脉舒络汤剂,每日 1 剂,水煎服。

(2)川芎嗪

①闭塞性脑梗死急性期。用 40～80 毫克,稀释于 5%～10% 葡萄糖注射液或生理盐水 250～500 毫升中,静脉滴注,每日 1 次,10 日为 1 个疗程,一般使用 1～2 个疗程。

②恢复期及后遗症者。依瘫痪部位选穴,进行穴位注射,每穴注射 10～20 毫克,隔日注射 1 次,每次选 3～4 个穴位,15 日为 1 个疗程,一般应用 1～2 个疗程。小儿酌减。该药酸性较强,不宜大量肌内注射,忌与碱性药物配伍。

(3)当归注射液:25% 当归注射液 200 毫升,静脉滴注,每日 1 次,20 日为 1 个疗程。

(4)灯盏花素注射液

①肌内注射。用灯盏花素注射液 2 毫升,每日 2 次,10 日为 1 个疗程,最多可用 10 个疗程。

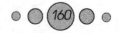

②静脉滴注。每日 10～20 毫克,加入 5‰～10‰葡萄糖注射液 500 毫升,静脉滴注,10 日为 1 个疗程,可连用 2 个疗程。不宜用于脑出血急性期或有出血倾向的患者。

(5)丹参注射液:每支 2 毫升,相当于生药 4 克,每次 2～4 毫升,肌内注射,每日 1～2 次;或每次 10～20 毫升,加入 5‰葡萄糖注射液 250 毫升,静脉滴注;或每次 4 毫升,加入 50‰葡萄糖注射液 20 毫升,静脉注射,每日 1～2 次,14 日为 1 个疗程。

(6)复方丹参注射液:为丹参、降香经提取制成的灭菌水溶液,每毫升相当于丹参、降香生药 1 克。每次 2～4 毫升,肌内注射,每日 1～2 次;或每次 4 毫升,加入 50‰葡萄糖注射液 20 毫升或低分子右旋糖酐 250 毫升,静脉滴注,每日 1 次,14 日为 1 个疗程。

(7)清开灵注射液:儿童每次 1～2 毫升,成人每次 2～4 毫升,每日 1～2 次,肌内注射。静脉滴注用量遵医嘱。

(8)何首乌注射液:每次 2～4 毫升,每日 3 次,肌内注射;依瘫痪部位选穴,穴位注射,每穴 0.3～0.5 毫升。

(9)蝮蛇抗栓酶:按 0.008 单位/千克体重计算,加入生理盐水 250 毫升,静脉滴注,每日 1 次,2～3 周为 1 个疗程。用于治疗脑血栓形成、脑梗死等缺血性中风。

(三)其他疗法

1. 针灸疗法　对脑梗死除了传统的中医药治疗外,针灸疗法不失为一种颇具中医学特色的防治手段。大量的临床实践,充分证明了其疗效的可靠性,方法的简便性和安全性。

(1)体针疗法

①中经络

●半身不遂

治法:取手、足阳明经穴为主,辅以太阳、少阳经穴。

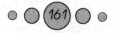

处方:肩髃、曲池、合谷、外关、环跳、阳陵泉、足三里。

配穴:肘部拘挛者,加曲泽;腕部拘挛者,加大陵;膝部拘挛者,加曲泉;踝部拘挛者,加太溪;手指拘挛者,加八邪;足趾拘挛加八风。

手法:肩髃穴直刺1.0~2.0寸,合谷穴直刺0.5~1.5寸,曲池穴直刺.0.5~1.5寸,外关穴直刺0.5~1.5寸,环跳穴直刺1.0~3.0寸,足三里穴直刺1.0~2.0寸。初病用泻法,久病用补法;初病针患侧,久病可取双侧,即"补健侧、泻患侧"之意。

●口眼㖞斜

治法:取手、足阳明经穴为主。

处方:地仓、颊车、合谷、内关、承泣、阳白、攒竹、风池穴。

配方:流涎者,加颊承浆穴;善怒者,加太冲穴;语言謇涩者,加廉泉和通里穴。

手法:地仓穴直刺0.2~0.3寸,颊车穴直刺0.3~0.5寸,承泣穴直刺0.3~0.8寸,阳白穴向下沿皮刺0.3~0.5寸,攒竹穴斜刺或横刺0.3~1寸,内庭穴直刺或斜刺0.3~0.5寸,合谷穴直刺0.5~1寸,风池穴向鼻尖方向直刺0.5~1寸。

②中脏腑闭证

治法:取督脉和十二井穴位(少商、涌泉、大敦、少冲、隐白、中冲、商阳、至阴、少泽、厉兑、关冲)。

处方:人中、太冲、丰隆、百会、十二井穴、劳宫穴。

配穴:牙关紧闭者,加地仓、颊车穴;失语者,加通里、哑门穴;吞咽困难者,加照海、天突穴。

手法:十二井穴点刺放血,余穴均用泻法。人中穴向上斜刺0.2~0.3寸,百会穴横刺0.3~0.5寸,太冲穴直刺0.5寸,劳宫穴直刺0.3~0.5寸,丰隆穴直刺0.5~1寸。

(2)头针疗法

处方:一侧瘫痪,取对侧运动区;两侧瘫痪取双侧运动区。

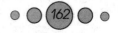

配穴:言语不利者,加语言二区、三区;感觉障碍者,加感觉区;肢体不自主运动及震颤者,加舞蹈震颤区;视力障碍者,加视区。

手法:沿头皮进针,均快速捻转(每分钟 150～200 次)2～3 分钟,间隔 15 分钟捻转 1 次,捻转 2～3 次起针,10 次为 1 个疗程。

(3)耳针疗法

处方:脑点、皮质下、三焦、肝。

配方:失语者,加心、脾;吞咽困难者,加口、迷根、喉咽;血压高者,加降压沟。

手法:取双侧,中等刺激,留针 2～4 小时。闭证加耳尖放血。后遗症隔日 1 次,10 次为 1 个疗程,休息 5～7 日。

(4)眼针疗法

处方:双侧上、下焦区(以患侧为主)。

配穴:眩晕者,加肝区;语言不利者,加心区;大小便失禁者,加肾区。均取双侧。

手法:用点眼棒或三棱针柄在眼眶区的范围内,均匀用力,轻轻按压,出现酸、麻、胀、重或发热、发凉,或微痛,或有舒适感均为穴位反应。以左手指按压眼球,使眼眶皮肤绷紧,右手持 32 号 5 分毫针,在眼眶边缘 2 分许处,轻轻刺入,以瞳孔中心查准经区界限,在经区界限内沿皮直刺或横刺,顺着眼针经穴分布顺序进行为补,反之为泻,留针 15～30 分钟,中间捻转 1 次,10～15 次为 1 个疗程。

(5)口针疗法

处方:瘫痪肢体对侧的上肢区、下肢区。

配穴:面瘫者,加神经区;血压高者,加眼及降压区。

手法:针尖与口腔黏膜呈 15°～30°,斜刺或平刺进针,留针 30 分钟,隔日 1 次,10 次为 1 个疗程。

(6)腕踝针疗法

处方:腕针上 5,踝针下 4、下 5。

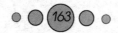

配穴:口眼㖞斜者,加上 1。

手法:与皮肤呈 30°进针 1.4 寸,留针 30 分钟,隔日 1 次,10次为 1 个疗程。

(7)第二掌骨侧针疗法

处方:头穴、肝穴、足穴。

手法:3 穴均直刺 0.5～0.8 寸,留针 45 分钟,间隔 15 分钟,提插捻转 1 次,每日 1 次,7 次为 1 个疗程。

(8)其他针疗法

①颈针

处方:哑门、风府、下脑户(在枕骨粗隆下方取之,约风府穴上1 寸);并自风府穴旁开至完骨穴,沿颅骨下缘分 6 个等份,每隔 1个等份距离为 1 个穴位,左右两侧各取 6 个。颈部共 15 个穴位。

手法:下脑户稍偏下斜刺 0.5～1 寸,余穴均直刺 1 寸,留针20～30 分钟,中间提插捻转 1 次,每日 1 次,7～10 次为 1 个疗程。

注意:因颈部穴位与延髓贴近,切忌深刺。

②脊针

处方:胸夹脊穴 1～3,腰夹脊穴 1～5。

配穴:口眼㖞斜、言语不利者,加颈椎 4～6。

手法:每穴向脊椎方向斜刺(与椎体呈 45°)1.0～1.5 寸,留针30 分钟,15 分钟捻转 1 次,隔日 1 次,10 次为 1 个疗程。初病针健侧,久病针双侧。

(9)灸疗法

①中经络

处方:肩髃、曲池、合谷、环跳、阳陵泉、足三里、委中穴。

配穴:语言謇涩者,加哑门、廉泉、通里穴;口眼㖞斜者,加地仓、颊车、攒竹、太冲穴。

操作方法:每穴灸 1～3 分钟,初病每日 1 次,康复期隔日 1次,15 次为 1 个疗程。

②中脏腑

处方:太冲、劳宫、足三里、丰隆穴。

配穴:牙关紧闭者,加地仓、颊车;失语者,加哑门、通里。

手法:每穴灸 1～3 分钟,初病每日 1 次,康复期隔日 1 次,15次为 1 个疗程。

(10)针灸注意事项

①中风中脏腑患者,病情危急,应采取中西医结合方法及时抢救,使患者尽快脱离危险。

②中经络患者,宜及早进行针灸治疗,并指导患者进行患肢功能锻炼。

③针刺夹脊穴时要掌握好进针方向,手法宜轻,进针不宜太深,以免造成气胸。

④有自发性出血倾向者或凝血功能较差者,不宜进行针刺治疗。

⑤十二井穴放血,中病即止,不宜久用。

⑥行人中针刺治疗前,应严格消毒,防止感染,进针宜快以防晕针。

2. 推拿按摩疗法

(1)推拿按摩疗法的作用:推拿按摩对于防治脑梗死半身不遂病症,在不同的阶段有不同的效果。对脑梗死前期症状的改善,疗效较好,是一种不可缺少的辅助疗法;对重症患者来说,可改善部分症状。总之,推拿按摩对脑梗死半身不遂、肢体活动不便、强直僵硬、肌肉无力等都有一定的治疗作用。

(2)推拿按摩施治大法

①解结法。凡上实下虚之证,致络道不通者,用解结法。解结法,是解气血的结滞。

②推而上之法。患者下焦热结,阳气不能上交,致成上寒下热之证,则用推而上之法。此法使热上达,寒自散,故曰推而上之法。

③引而下之法。患者经虚脉陷,或上热下寒之证者,则用引而

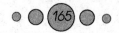

下之法。

④按而散之法。患者有大热,妄言妄语,或神昏谵语,则用按而散之法。因其僵引,居其头前,以手四指顿按颈动脉,往上推动至缺盆而后止。一般热去乃止,叫按而散之法。

⑤虚而补之法。对脱血患者则用虚而补之法。以大补元阳之气,培土温补肾阳为主,以使元阳恢复。按摩采用补法,则应顺其经脉走向进行按摩。如经过欲施穴位,可进行短时间用轻而弱的手法按摩,并顺其经脉方向施以推、揉手法,使气血通畅,谓之虚而补之法。

(3)推拿按摩手法:这些单一手法,在实际中都需要互相配合运用,才能收到良好的效果。

①点法。是以拇指为粗针,食指为细针,中指为中针,按在穴位上。都以手指端部按之,一般连续3次。

②揉法。用手指指腹或指的掌面和手掌两种手法。在治疗部位或穴位上,由浅及深做圆形或螺旋形反复回旋地揉动。其力仅达于皮下,这种轻而弱的按摩手法叫做揉法。在一般施治中是以点揉结合,点后即及逆行轻揉3下。这样点揉配合1次共4下,每个穴位要施治10次。这是按摩中最常用的配合手法。

③按法。是利用手指或手掌,在患者身体适当部位来回做直线形或圆形、有节奏的一起一落地按之,是由轻渐重,再由重渐轻地按之。

④摩法。用手指或手掌或掌根,在患者身体的适当部位,给予有规律的轻柔的按摩。

⑤推法。是用拇指指腹或四指并拢,或用满手掌放在治疗部位或穴位上做直线的推动。用此法以达到舒筋活血,消肿止痛的目的。四肢由上而下,由下而上。胸部、腹部、背部,一般用双手推之,皆由上而下直推,或由内向外做"8"字推之。

⑥拿法。用手把适当部位的肌肉提抓起来,提高后骤然放下

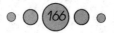

叫拿法。分单手拿,双手拿。一般在拿前都需先进行揉搓患处,然后再拿。拿后若感到痛则说明用力过大。一般拿后患者都感到轻松愉快。此法主治四肢麻木,颜面及腰背后麻痹及治胃下垂等。

⑦捏法。用手指把皮肤和肌肉从骨上捏起来。它和拿法相似,拿法用力重些,捏法则用力较轻。

⑧掐法。用拇指或食指呈屈曲状,在身体患处穴位深深地掐压。力量要均匀适中,掐时手的力应贯注于指端,达骨面。但力量不要过猛过急,掐的强度以有酸、胀痛感为宜。在临床应用上,如虚脱而昏厥或口眼㖞斜者,则掐人中穴,热急中暑而昏厥或脑后头顶痛者,掐涌泉穴。本法有通经活血,消肿止痛,开窍提神的作用。

⑨震法。握紧拳轻击患者身体适当部位,使患者感到轻松。它能促使血液循环,恢复肌肉功能。

⑩抖法。手握住患肢,然后用力抖动,使患肢得到活动,此法仅适用于四肢的抖动。

⑪搓法。用手掌的侧面来回搓搓,使患处皮肤发热,以达到消肿化瘀,活血止痛的作用。

⑫掀法。施术者坐位,以双手按住患者肩部,把患者手部搭在施治者肩上,然后向上站立,使患者手臂向上竖立,这样掀起上肢到适当的程度。但不宜用力过快过猛,宜缓慢向上掀起。这对肩胛部位疼痛比较适用。

⑬拨法。常以拇指侧面,食指、中指的指端插入肌肉或肌腱缝中,适当用力拨动。还有将施治的部位抓住进行弹拨,或提拨,或拧拨,每次都要进行3~6次。拨法适用于背部、腹部、四肢等处。能使血气通顺,消肿止痛,又能通经活络,使粘连松解,痉挛解除。

⑭拉法。用手握紧患肢,然后用力向外牵拉,与抖法相似。但用力较平稳,只进行牵拉而不抖动。此法对关节弯曲病症有疗效。

⑮叩法。用食指、中指、无名指、小指四个指端,有节奏的敲打患者适当位置,或单用一指端或二指端叩之。

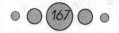

167

⑯扣法。用食指或中指从下往上用力压迫穴位及适当部位,主要用大腿后两筋正中的血根四脉(上血根二脉在膝肌内前面皮肤上面,左右距离约一寸;下血根二脉在两筋正中穴位)和膝眼四脉(内侧膝眼二脉,外侧膝眼二脉)。一般施治手法是拇指在腿上,食指、中指在腿下用力往上扣而揉之,并由血根四脉处一直往下用力往上扣而揉之,并由血根四脉处一直往下扣至 5 寸处的膝眼四脉为止,以使筋脉血液畅通,一个部位轻重各扣 6 次。

(4)半身不遂按摩要领

①对半身不遂者,其上肢按穴位以点揉法为好,则用力拉、抖其臂,并做轮转活动其肩关节、肘及腕后,再捏合谷穴 10 余下。然后用手托患肢,用一只手拨动腋窝下大筋,使其有麻木感,可传到手指部,再揉搓十指,使血液贯通到指尖。最后用搓掌法搓其臂百余下,至皮肤发热为止。每日上下午各施治 1 次,健肢与患肢一样进行。在施治中对患肢要根据病情做适度的按摩。

②对下肢瘫痪者,其操作次序基本相同。仍先施治穴位,后进行拉、抖及转动屈伸其上中下关节。但着重于血根四脉及膝眼的按摩。

③血根四脉的按摩采用扣法。用两大拇指按住上血根二脉并在腿后侧用食指或中指对准上血根二脉位置紧扣,和下血根二脉两筋正中的穴位,迫使血液在筋脉血管中,得到逐步流畅,促使患肢血液循环畅通无阻。每一穴位点揉轻重各 6 次,共 36 次,可增至 108 次。同时再用推拿、揉、捏、搓等法施治之,但以适度为宜。应以患者体质强弱来增减活动次数,每天上下午各施治 1 次为宜。用上法按摩后,可继续使用拍打疗法轻轻地拍打,使萎缩塌陷的肌肉得到兴奋膨胀发育。

(5)按摩疗法的常用穴位:按摩疗法的常用穴位,根据人体部位分为头面部病症取穴、腰部病症取穴和四肢病症取穴。

①头面部病症取穴

百会。主治中风、头痛、眩晕、昏迷、发热、项强、高血压、脑出血。

承灵。主治头痛、眩晕、发热、恶寒、眼球痛。

风池。主治头痛、眩晕、项强麻痛、中风、失眠、肩背痛。

哑门。主治脑出血、习惯性头痛、聋哑、语言不利。

头维。主治脑出血、偏正头痛、眉棱骨痛、三叉神经痛、前头神经痛。

五处。主治头痛、发热、眩晕、肩背神经痛。

神庭。主治前额神经痛、前头神经痛、眩晕、心悸、不眠。

阳白。主治颜面神经麻痹、三叉神经痛、前头盖骨痛、眼睑震颤。

印堂。主治眼痛、目涩、头痛、眩晕、失眠。

丝竹空。主治偏头痛、颜面神经麻痹、眼球充血、眩晕。

太阳。主治偏正头痛、眼疾。

合谷。主治头痛、牙痛、咽喉痛及中风眩晕、发热、扁桃体炎、口眼歪斜、牙关紧闭、痄腮。

神门。主治神经衰弱、健忘、失眠、心悸、心烦、头痛、眩晕。

内关。主治上肢麻痹、半身不遂、失眠、心绞痛、上腹痛、心烦、呕吐。

②腰部病症取穴

环跳。主治腰腿痛、半身不遂、坐骨神经痛、小儿麻痹等。

白环俞。主治骶骨神经痛、坐骨神经痛、小儿麻痹、中风。

太溪。主治脚趾痛、脚踝扭伤、眩晕、上下肢麻痹、心悸、呃逆。

③四肢病症取穴

大杼。主治头痛、咳嗽、项背痛、脊强。

肩井。主治手臂不举、半身不遂、肩背神经痛、颈部痉挛及萎缩、中风、回顾不能、前臂疼痛。

肩髃。主治上肢神经痛、头痛、肩胛关节炎、中风、肩臂挛痛不遂、齿痛。

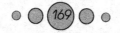

肩髃。主治上肢神经痛、头痛、肩臂痛、颈项拘急、肩关节炎、中风。

极泉。主治肋间神经痛、胸部挛痛、神经衰弱。

曲池。主治上肢不遂、手足抽筋。

天井。主治抽搐、上肢颤抖、颈项部神经痛。

尺泽。主治肘臂疼痛、中风。

少海。主治手指厥冷、眩晕、颜面神经痛、臂肘部痉挛、肩胛筋痛。

手三里。主治中风、桡骨神经痛、肘关节炎。

外关。主治前臂神经痛、上肢关节炎、肘弯疼痛。

肾俞。主治四肢关节疼痛、活动不利。

环跳。主治下肢关节疼痛、活动不利。

殷门。主治下肢关节疼痛、活动不利。

委中。主治下肢关节疼痛、活动不利、腰背疼痛。

血根四脉。主治下肢足踝疼痛麻痹、瘫痪、腰痛、坐骨神经痛、肌肉萎缩塌陷不起。

足三里。主治下肢疼痛、瘫痪、腰痛等。

三阴交。主治下肢疼痛、瘫痪、下肢肌肉萎缩等。

阳陵泉。主治下肢不遂,膝关节炎、四肢拘挛、腰腿痛、高血压。

(6)按摩疗法的主穴及配穴:按摩疗法的主穴是指每次按摩时必须选用的穴位,配穴是指依据病情变化而增选的穴位。

①主穴

取十二井穴及少商、中冲、少冲、隐白、至阴穴,以倾泻阳热。

取督脉穴、手足阳明之会穴人中,以交通阴阳,开窍清热苏厥。

取足少阴井穴涌泉,引导上亢之气下降,以苏厥醒脑,疏散头部风热。

取手厥阴之荥穴劳宫,手厥阴之络穴间使,清心包络而泄

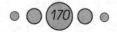

热邪。

取风池、大杼穴疏泄热邪,加合谷穴以泄阳明之热邪。

取风府、大椎穴,以降上逆髓海血中蕴热,再加风池穴,以清泄风阳,宁心醒脑。

②配穴

加关元、气海穴,以培补元气;加足三里穴,以固后天之本,调中焦,健脾胃,为健身强壮要穴。

配大陵、行间穴,清心肝,调二经之血气。

配天枢、上巨虚穴,以疏导大肠积滞,清阳明邪热。

配膻中穴,以豁痰开窍,舒气宽胸,平喘止咳。

配肾俞、命门穴,补肾阳,壮元阳。

配天突穴,以降痰利咽。

配丰隆、内关穴,以豁痰开胸。

配百会穴,清脑热,散头风,调整功能,通治百病;加大椎、鸠尾穴,更使任督二脉阴阳得以调和。

加神门穴,祛风调气,解郁疏肝,安神定志。

加肝俞穴,以平肝熄风。

加间使穴,能畅行血液,开心包之热;加外关,可清腑中之热,除四肢之风。

加后溪穴,以理小肠。间使、外关、神门、后溪四穴相配,清热安神,宣通气机,调节中枢神经。

加鱼际穴,可泄肺热,逐邪扶正,宣通气机。与阳溪相配,可解身热拘挛,开瘀决塞。

(7)推拿按摩疗法的常用姿势:对半身不遂的患者,施以推拿按摩所采用的姿势,应根据患者病情,患肢部位,分轻重缓急施治。一般采用俯卧位、仰卧位、侧卧位、坐位等姿势。如进行全身按摩,则上述姿势都要采用。

①俯卧位。患者俯卧,进行肩、背、腰、臀、腿等部位的按摩,是

在督脉的循行线上,自胸椎至骶椎及其两侧,操作至患者臀部,股后面及小腿部。用推、摩、捏、揉、按、点、擦等手法酌情施治。为了避免患肢逐渐转趋强直挛急和患侧肢体不致恶化发生畸形,应进行腰部和患侧髋部关节活动及膝关节屈曲的被动运动,这对下肢半身不遂患者按摩施治尤为适宜。

②侧卧位。患者侧卧,将患肢位于身体上侧。如上肢肘关节已僵硬,不易伸直时,可任其自然,尽可能使关节放于最大限度的屈伸位。自患侧肩关节起,沿上臂外侧和手背部,用擦、摩手法施治,以拿法辅助之,并以肘部作为重点治疗部位。至于下肢,则由背部往下,沿大腿外侧,经膝部过小腿直达足踝部,用同样手法施治。腕关节、膝关节外侧作为重点治疗部位,以揉、拿、按手法辅助之。在进行下肢按摩的同时,还要配合上肢伸举和肘关节直伸的被动运动。

③仰卧位。患者仰卧,首先按摩头面部穴位,以达到醒脑作用,继以胸腹进行按摩。上肢有病,应以患侧上臂内侧,达前臂,用擦法治疗,以肘部周围为重点治疗部位。在进行施治的同时,要配合患肢外展和肘关节屈伸的被动运动。

患肢腕部,以手掌揉、摩、擦、按法治之。在施治同时,要配合腕关节及指关节伸屈的被动运动。

患侧下肢,自髋关节经大腿前面,至踝关节到足背部,用擦、摩法治疗,以拿法辅助,并以大腿中部及膝部周围为重点治疗部位。同时,应配合髋关节、膝关节、踝关节的伸屈活动和整个下肢内旋动作。

④坐位。患者端坐,首先进行头部穴位的按摩,继在患侧肩胛周围及颈项部用擦法治疗,以拿法辅之。并使患肢向后转及外展回收被动运动。

在以上推拿按摩治疗的过程中,要随时注意患者的体质变化,不要使患者过于疲劳,尤其对高血压患者应当特别注意。

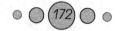

（四）药物禁忌

1. 药物饮食禁忌

（1）口服抗凝血药忌与药酒及含醇饮料同服:乙醇可使肝药酶代谢的竞争性受抑制,而使抗凝血药醋硝香豆素、双香豆素等作用加强,导致用药后发生意外而加重病情。

（2）口服抗凝药忌过食富含维生素 K 的食物:维生素 K 可抵消抗凝作用,减低抗凝血药(如双香豆素、醋硝香豆素)等的疗效。因此,应用抗凝血药期间不宜过食猪肝、苜蓿、绿叶蔬菜、西红柿等富含维生素 K 的食物。

2. 药物相互禁忌

（1）抗凝血药忌与维生素 K 同用:维生素 K 可抵消抗凝作用,减低抗凝血药的药效,因此应注意不要同时应用。

（2）肝素慎与磷酸氢钠、乳酸钠合用:因磷酸氢钠、乳酸钠均可增强本品的抗凝血作用,故两者合用时应慎重。

（3）肝素慎与维生素 C 并用:维生素 C 可对抗肝素的抗凝血作用,并同时可使凝血酶原时间缩短,因此两者并用时应慎重。

（4）肝素不宜与大剂量苯海拉明、异丙嗪及吩噻嗪类药合用:因大剂量的苯海拉明、异丙嗪、吩噻嗪类药(如氯丙嗪、氟奋乃静等)能降低本品的抗凝血作用,故不宜合用。

（5）肝素慎与水杨酸类药、依尼他酸合用:水杨酸类药和依尼他酸易引起胃黏膜损伤出血,若与抗凝血药肝素合用,则可加剧出血倾向。

（6）肝素慎与双嘧达莫、右旋糖酐合用:双嘧达莫、右旋糖酐均有抑制血小板聚集、加强抗凝血的作用,故与本品合用应注意用药剂量,以防引起出血反应。

（7）抗凝血药慎与苯氧丁酸类降血脂药合用:因苯氧丁酸类降

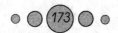

血脂药可增强抗凝血药的作用,故合用应慎重。一般抗凝血药的用量应减少1/3～1/2,并应经常测定凝血酶原时间,以防出血。

(8)口服抗凝血药慎与胺碘酮合用:因胺碘酮可使口服抗凝血药的作用增强,甚至导致严重出血倾向,故两者合用须予慎重。一般抗凝血药的用药剂量应减少1/3～1/2。

(9)口服抗凝血药慎与广谱抗生素合用:因广谱抗生素(如氯霉素、四环素及氨基糖苷类、磺胺药)能抑制胃肠道内细菌的繁殖,阻碍其参与维生素K的生物合成,因而也减少了凝血酶原的合成(因凝血酶原合成时须维生素K的参与),所以两者合用可使抗凝血药作用明显增强,甚至引起出血,如临床并用应适当调整抗凝血药的用药剂量。

(10)口服抗凝血药慎与蛋白同化激素合用:由于蛋白同化激素(如苯丙酸诺龙、司坦唑醇等)能增强口服抗凝血药对受体的亲和力,使抗凝血作用增强,故两者并用时应注意出血倾向。

(11)口服抗凝血药慎与肝药酶抑制剂合用:因肝药酶抑制剂(如氯霉素、异烟肼、甲硝唑、西咪替丁等)能使抗凝血药代谢减慢,抗凝作用增强,同时自发性出血等不良反应也增大。

(12)口服抗凝血药慎与血浆蛋白亲和力较强的药物同用:因为血浆蛋白亲和力较强的药物(如保泰松、羟基保泰松、水合氯醛、甲状腺片、甲芬那酸、甲苯磺丁脲、依尼他酸)能使抗凝血药从血浆蛋白结合部位置换出来,血药浓度增高,抗凝作用增强,故两者合用易引起出血。

(13)口服抗凝血药不宜与阿司匹林合用:由于阿司匹林具有抑制血小板聚集的作用,并能引起血浆蛋白结合部位的置换,所以两者合用可使抗凝作用明显增强,更易引起出血等。

(14)口服抗凝血药不宜与灰黄霉素同服:因灰黄霉素为酶促药物,能促进口服抗凝血药(如醋硝香豆素、双香豆素等)的代谢,使其血药浓度降低,抗凝作用减弱。

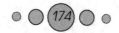

(15)双香豆素不宜与碳酸氢钠合用:因碳酸氢钠碱化尿液,可减少双香豆素重吸收,促进排泄使其疗效减弱,但据此可用于双香豆素的解救。

(16)双香豆素禁与考来烯胺并用:考来烯胺属阴离子交换树脂,因静电吸附作用可与本品形成复合物,减少本品的吸收,使作用降低。

(17)双香豆素忌与利福平合用:因为利福平能促进凝血因子合成,并促进抗凝血药物代谢,因而合成后,双香豆素的抗凝血作用降低。

(18)双香豆素忌与肝素合用:因两者有药理拮抗作用。

(19)双香豆素不宜与镇静催眠药合用:因为镇静催眠药(如巴比妥类、格鲁米特、甲丙氨酯、水合氯醛等)有酶促作用,能诱导肝微粒体中的药物代谢酶,使硝香豆素、双香豆素代谢加快,血药浓度降低,半衰期缩短,从而使其作用减弱。

(20)甘露醇与箭毒、氨基糖苷类、两性霉素 B 相克:甘露醇与箭毒合用,可增加神经肌肉阻滞作用;与氨基糖苷类(如链霉素、庆大霉素等)合用,可增加耳毒性;与两性霉素 B 合用,易引起肾损害。

3. 本病用药禁忌

(1)忌血管收缩药物:脑梗死患者血管腔变得狭窄,血流量减少,从而引起脑部缺血、缺氧,因此慎用血管收缩药对防止血栓形成是很有意义的。肾上腺素类药物(如肾上腺素、去甲肾上腺素、间羟胺、多巴胺等)能收缩血管,应避免使用。

(2)忌睡前服降压药:人体睡眠时,心率下降,血流速度减慢,体温降低,代谢减弱,血压降低,如睡前再服用降压药,可加重血流速度的减慢,加重脑梗死。

(3)忌急速降压:脑血栓患者的血压如偏高,不宜快速降到正常,否侧可加重脑组织血液灌注不足,加重病情。因此,降压应缓

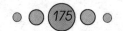

慢,并注意不可降得过低,以免发生意外。舒张压在 120 毫米汞柱以上时可行降压,伴有颅内压增高时,不宜应用硝酸甘油或用其降压。

(4)忌温热壮阳药物:脑梗死急性期多由于肝阳暴张,内风旋动,气血逆乱,横窜经脉,蒙蔽心窍而发生,治疗当用苦寒、甘凉之品。如果使用温热壮阳的药物,如肉桂、附子、干姜,势必助热生火,耗伤津液,气火俱浮,迫血上涌致中风危候,因此温热壮阳的药物不宜用。

(5)对脑梗死有出血倾向者,忌用抗凝药物治疗:如双香豆素、双嘧达莫、肠溶阿司匹林、噻氯匹定;对伴有高血压,消化性溃疡,血液病,严重肝肾疾病及孕妇,也均忌用抗凝药物口服。

(6)忌单独大量应用止血药物:止血药物主要有三七粉、仙鹤草、侧柏叶、血余炭等,可诱发血栓形成,加重病情,故需慎用。如确需应用,应在辨证基础上配伍他药而用。

(7)慎用避孕药物:女性长期服用避孕药,可增加脑梗死的几率,因此应慎用该类药物。

(8)慎用利尿药:长期利尿,可使患者血液黏稠度增加,诱发或加重本病。

六、并发症治疗

（一）偏瘫肩痛

避免引起肩痛的原因可预防肩痛，治疗师和患者应了解哪些肌肉及软组织容易发生缩短，何种治疗及手法容易损伤肩关节，通过训练来诱发及增加肌肉活动，获得对上肢的控制功能，在对上肢进行被动运动前应松动肩胛骨，使关节盂保持向上前向位置。

任何引起疼痛的姿势及训练均应停止，完全不运动上肢比引起疼痛的运动要好得多，任何运动引起疼痛后患者应立即告知治疗师，通过患者反馈来引导治疗师，避免损伤损组织。

自患者入院开始，所有相关人员均应知道预防肩痛的方法，通过观察疼痛的有无，盂肱关节活动范围及上肢功能运动来确定该方法的有效性。下面介绍一些预防方法。

1. 体位摆放　通过体位摆放来预防软组织(特别是肩关节内收、内旋肌)长度改变，在一定时间内对这些肌肉进行牵拉(图113)。坐在桌子边上；卧位，可用沙袋维持上肢姿势。在这两种姿势中，患者练习抓握力量(特别是无名指和小指)及手指伸展。

2. 在坐位及站立位时支持上肢　在坐位及站立位时应防止由于上肢重力作用牵拉肩关节及周围软组织，故坐位时可将上肢屈曲位放在桌子上，在一定时间内呈外展及外旋位。患者在休息时，肩关节不应处于内旋位，而应处于中立位，为了预防和矫正肩关节半脱位，治疗师采取了许多支持上肢方法，这些方法大多数是全部或部分承担上肢重量，许多方法对防治肩关节半脱位有效，但许多使用吊带的方法弊大于利。

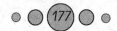

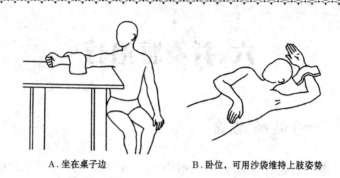

A.坐在桌子边　　　　　　　B.卧位，可用沙袋维持上肢姿势

图113　保持肩关节周围肌肉长度的体位

（1）对腋窝进行支持的方法。可使肩关节对线不良，特别是肱骨头相对于关节盂的水平移位，将上肢固定于屈曲内旋位的吊带尽管可以减轻肩关节半脱位的程度，但有许多明显弊端，上肢制动可以引起肩关节变性以及疼痛，上肢肌肉萎缩，这些症状在老年人更多见，肩关节长时间持内收、内旋位可以导致软组织挛缩及疼痛，这些方法可以加重患者对患侧忽略，导致习惯性弃用。

（2）患者坐在轮椅上时将上肢放在桌子上可有效防治肩关节半脱位。通过桌子的支持，患者可进行手及上肢的运动，如无主动运动的话，患者至少可以看到自己的上肢，并进行意念中的运动，对防止肩关节内收肌肉缩短很重要。采用的方法必须使患者在休息时肩关节处于中立位而不是内旋位，轮椅板可以帮助患者肩关节处于中立位。

（3）可以采用非过敏胶带对肩关节进行部分支持。对肱骨头施以向后上的压力，应定期对胶带进行检查，必要的话增加胶带，这种方法可以提醒有关人员要保护肩关节（图114）。

3. 练习　通过练习可以重新获得肌肉收缩力量，增加肩关节周围肌肉的力量，以及对肌肉的控制能力，每天应拿出一定时间来

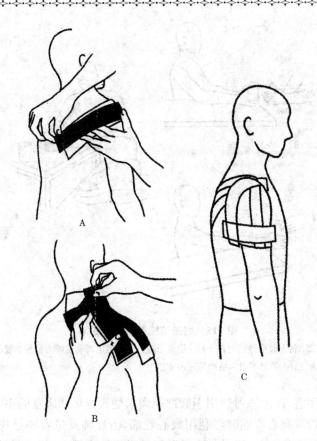

图 114 用胶带部分支持上肢

A. 肩部前后固定；B. 颈肩部固定；C. 肩部上下固定

训练上肢,可在治疗师监护下,或通过仪器来监视。

(1)引发肌肉在不同长度下的活动。当肌肉出现主动运动时,进行肩关节控制能力的练习(图115)。试图将上肢前伸接近杯子;用桌子进行支持后,患者有足够力量伸上肢;诱发肩关节周围肌肉活动的另一种体位。

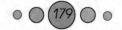

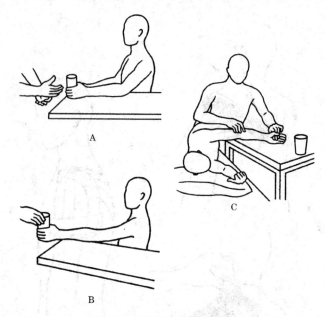

图 115　肩关节控制能力的练习

A. 试图将上肢前伸接近杯子；B. 用桌子进行支持后患者有足够力量伸上肢；
C. 诱发肩关节周围肌肉活动另一种体位

　　注意，以上练习适用于胸部肌肉未受累或早期康复的患者，在不能诱发向心收缩时可利用离心收缩，治疗师及患者要寻找肌肉收缩的迹象，在一定条件下常常可诱发出肌肉活动，甚至明显瘫痪肢体也存在肌肉活动。

　　（2）在患者坐位时，帮助患者将握住双手放在前面大球上。患者身体前倾，将球前后推拉，这项练习主要运动是髋关节屈曲，肩关节可同时上举，由于手已被支持，不会引起疼痛，患者可控制运动量。

　　（3）坐在桌子或治疗床后面，患者双手握住，放在毛巾上，然后将双手尽可能前伸，光滑桌面或床面使得患者容易运动，通过躯干

活动肩关节也得到锻炼(图116)。

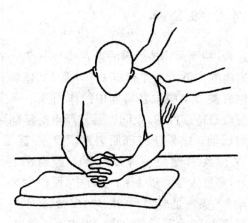

图116　双手握住推动毛巾(左侧偏瘫)

(二)肩关节半脱位

　　由于患肢肩袖肌群的瘫痪和无力,关节囊松弛,上肢重力的牵拉,肩胛骨的下旋,关节的稳定性下降等,会导致30%～50%的患者产生肩关节半脱位。在临床诊断有困难时,可由X线拍片明确诊断。一般半脱位本身并不一定引起肩痛。不适当的上肢体位和不恰当的牵拉(如搬动、扶持和转移患者时)则可诱发肩痛。治疗方法:纠正肩胛骨的位置,及早开始主动性上肢活动,提高肩关节周围的肌张力,可对肌肉和关节产生各种刺激。在患者坐位时,应用前臂支具支持上臂位置,通过治疗最终会使大部分患者的肩关节复位。轮椅支持板和袖带的应用是有争议的,因为屈肘的姿势是需要避免的。长时间患侧上肢的软瘫或废用状态,可使肩关节半脱位变得难以康复。

(三)肩手综合征

脑梗死患者(特别是病情严重的患者)50％～70％在发病后不同的时期有肩痛的主诉。当伴有肩关节半脱位、痉挛和挛缩时更为常见。虽然肩关节半脱位在肩痛中的作用并不一定是主要原因。大部分肩痛是持续性的,夜间尤甚。严重的疼痛可使患者拒绝肩部做任何活动。结果使肩部肌肉痉挛严重,甚至发生挛缩。肩手综合征又称反射性交感神经性营养障碍综合征,发生率12.5％～25％,多发生于病程1～4个月中,而很少出现在发病后1个月内。典型的表现是肩痛,手肿、痛,皮温高,手关节活动度明显受限。大部分3～6个月后可自愈。但也有一些患者疼痛、肿胀虽然消失,但皮肤萎缩,手部肌肉萎缩,进一步发展可导致挛缩畸形。

早期恰当的被动和主动性活动被认为有相当价值。镇痛药和非甾醇类消炎药有益于控制疼痛。由于严重的痉挛引起的疼痛,可用神经肌肉内的酚阻滞或肉毒毒素阻滞。对肩手综合征应避免一切引起水肿的因素,仔细放置并垫高患上肢,可减轻水肿从而减轻疼痛,可以利用物理治疗,如压力回流器、磁疗等,局部冰水浴,应避免冷热交替和温热治疗,因可以增加血流而加重水肿,必要时可短期大剂量加用糖皮质激素类药物,并在数周内逐渐撤药。吊带及肘部支持板的应用也有帮助,但要尽量避免屈肘的姿势,在急性期症状严重的患者,可以选用星状神经节阻滞,并可隔几天重复阻滞。

(四)直立性低血压

正常人由卧位至立位时因体位血压调节反射的作用能维持正

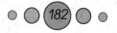

常的循环供血。脑梗死长期卧床患者体位血压调节反射机制显著不全，患者站立时，收缩期血压可迅速降低 30 毫米汞柱左右，极易出现头晕、恶心，甚至昏厥等脑缺血表现。预防应强调早期起坐；起立动作要缓慢进行；可穿弹性长袜；有条件可以利用起立床训练，逐渐提高倾斜角度（达 90°），延长训练时间至 30 分钟。

（五）深静脉血栓

当下肢偏瘫严重时，缺血性脑梗死患者的深静脉血栓发生率在卧床患者可高达 50%～70%，且多发生在头 1 周内。典型的深静脉血栓症状为患腿肿胀，痛觉保留的患者可有痛感。约 50% 深静脉血栓患者并无典型的临床症状，而必须靠高灵敏度的多普勒血流仪确诊。一旦确诊，应立即皮下注射小剂量肝素，每日 2～3 次，继续给予 3 000～5 000 单位。严重的患者可短时间静脉滴注华法林。但必须监测凝血酶原时间，以防颅内出血和内脏出血。要特别警惕血栓脱落造成肺栓塞。局部理疗也可能有帮助。

（六）肺部感染

昏迷或有吞咽障碍的患者（多为脑干或双侧损害的严重病例）常常会由于吸入食物、呕吐物、气管分泌物而导致肺部感染。问题可能发生在吞咽动作的口舌期，也可以发生在咽喉期，但都是因为吞咽反射减弱或消失造成会厌不能完全封闭喉口所致。如患者咳嗽反射存在时，一旦吸入患者会剧烈呛咳。但相当多的患者由于昏迷，或由于咳嗽反射消失或减退，即使吸入也没有咳嗽发生。一旦发生肺部感染常使病情急剧恶化，甚至致命，所以在脑梗死发病后，首先要排除由于呕吐物、气管分泌物引起的误吸（听诊肺部有啰音），然后在经口进食和饮水前，必须十分谨慎地评价吞咽功能。

如有怀疑或有呛咳发生时,应做 X 线透视下的吞咽检查。发现有吞咽功能障碍时,应及时下鼻饲管。一旦确诊有肺部感染,则应全力以赴地处理。

1. 湿化疗法 通常采用超声雾化器或气泡式湿化器,最常用的是蒸馏水、高渗盐水及生理盐水。应用湿化剂尚不能达到有效排痰时,可吸入祛痰剂。

(1)2％～7.5％碳酸氢钠溶液:吸入后可使呼吸道内黏液碱性增加,从而降低黏痰的吸附力。常用量为每次 2～5 毫升,每日 3～4 次,雾化吸入或经气管切开滴注。2％碳酸氢钠溶液无刺激,5％～7.5％溶液有一定刺激性。

(2)乙酰半胱氨酸(痰易净):为黏液溶解剂,分子中含有巯基,能使痰中糖蛋白多肽链中的二硫键断裂,降低痰的黏稠性。其作用最适 pH 值为 7～9,故常以本品 10％～20％溶液 5 毫升与等容量 5％碳酸氢钠溶液混合雾化吸入,对黏性痰效果好,对脓性痰效果差。

(3)胰蛋白酶:有抗纤维蛋白水解作用,吸入后可使血块或纤维蛋白阻塞改善。

2. 吸痰和体位引流 清除气道内的分泌物和异物是治疗的重要措施。应保持气道湿润,鼓励咳嗽,定时变换体位和引流。

3. 抗菌药物

(1)青霉素类

①阿莫西林(羟氨苄青霉素)

●中、轻度感染。每次 500～750 毫克,每日 2 次;或每次 375～500 毫克,每日 3 次,口服。

●慢性、复发性、严重的感染。剂量可增至每次 750～1 000 毫克,每日 3 次,口服。

②青霉素 V 钾片(片剂)。每次 0.5 克,每日 3 次,口服。

③替卡西林钠/克拉维酸钾(特美汀)。成人常用量为每次

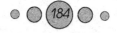

3.2 克,6～8 小时 1 次,最高剂量可达到每 4 小时给予 3.2 克,静脉注射。

④氨苄西林/舒巴坦(舒氨新、优立新、舒他西林)。每次 375 毫克,每日 2～4 次,在食前 1 小时或食后 2 小时服用;也可肌内注射、静脉注射。

(2)头孢菌素类

①头孢克洛(头孢克罗,可福乐,希刻劳,新达罗)胶囊。每次 250 毫克,每 8 小时 1 次,口服

②头孢呋辛(西力欣,舒贝洛)片剂。每次 500 毫克,每日 2 次,口服;严重感染时可每日 3～4 次,口服。

③头孢噻肟钠(头孢氨噻肟,凯福隆)

●成人一般感染,每日 2 克,分 2 次肌内注射或静脉注射。

●中等或重度感染,每日 3～6 克,分 3 次肌内注射或静脉注射。

●极重度感染,每日不超过 12 克,分 6 次肌内注射或静脉注射。

④头孢曲松(头孢三嗪,菌必治)。每日 1～2 克,严重感染每日不超过 4 克,肌内注射或静脉注射。

⑤头孢哌酮

●轻、中度感染,每日 2 克,每 12 小时 1 次,肌内注射。

●中重度感染,每日 4 克,每 12 小时 1 次,肌内注射或静脉注射。

●严重感染,每日 6～8 克,每 12 小时 1 次,肌内注射或静脉注射。

⑥头孢哌酮钠/舒巴坦

●常用量每日 2～4 克,分等量每 12 小时肌内注射或静脉注射 1 次。

●严重或难治性感染,剂量可增至每日 8.0 克,分等量每 12

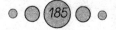

185

小时静脉注射 1 次。

⑦头孢他定(复达欣,凯复定)。

●轻症,每日 1 克,分 2 次肌内注射。

●中度,每次 1 克,每日 2～3 次,肌内注射或静脉注射。

●重症,每次 2 克,每日 2～3 次,静脉滴注或静脉注射。

⑧头孢匹胺(先福吡兰)。常用量每日 1～2 克,分 2 次静脉滴注或静脉注射。难治性或严重感染时,可增至每日 4 克,分 2～3 次静脉注射。

(3)喹诺酮类药物

①诺氟沙星(胶囊)。每次 0.2 克,每日 2～4 次,口服。

②环丙沙星(片剂、胶囊)。每次 0.2 克,每日 2 次,口服。

③氧氟沙星(片剂)。每次 0.2 克,每日 2～3 次,口服。

④洛美沙星(片剂)。每次 0.2 克,每日 2～3 次,口服。

⑤左氧氟沙星(乐朗、可乐必妥)片剂。每次 0.2 克,每日 2～3 次,口服。

(4)大环内酯类药物

①罗红霉素(罗力得、仁苏、芙欣)。每次 150 毫克,每日 2 次,口服。

②克拉霉素(甲红霉素、克拉仙)胶囊和片剂。每日 500 毫克,分 2 次服用。

③阿奇霉素(希舒)胶囊。每日 500 毫克,分 2 次服用。

(七)泌尿系感染

大小便失禁是重症脑梗死患者常见的问题,因此留置导尿管以排尿和观察出入量在疾病早期十分常见。通常 4～6 小时开放排尿 1 次,以刺激神经反射性排空和防止膀胱过度充盈及尿失禁。由于导尿管的长期留置,因而易于发生泌尿系感染。应尽可能地

缩短导尿管的留置时间,采用习惯的排尿姿势,适当地热敷和按摩、针灸等,有利于早日排尿。一些选择的病例,可试用抗胆碱能药物和三环类抗抑郁药物以利排尿。已有泌尿系感染证据时,必须及早进行膀胱冲洗,全身使用抗生素。

1. 喹诺酮类

(1)诺氟沙星(氟哌酸):每次 0.1～0.2 克,每日 3～4 次,口服;或每次 0.4 克,每日 2 次,口服。一般每日 0.4 克,分 2 次缓慢静脉滴注。

(2)氧氟沙星(氟嗪酸):每日 0.2～0.6 克,分 2 次静脉滴注或口服,静脉滴入时间控制在 1 小时左右。

(3)环丙沙星(环丙氟哌酸、悉复欢):轻症,每次 0.25 克,每12 小时 1 次,口服;重症,每次 0.5 克,每 12 小时 1 次,口服。每次 0.2 克,每 12 小时 1 次,静脉滴注,滴注时间在半小时以上。

(4)左氧氟沙星(左旋氧氟沙星):每次 0.1 克,每日 2 次,口服。

2. 复方磺胺甲噁唑(复方新诺明) 每片含磺胺甲噁唑 0.4 克,甲氧苄啶 0.08 克。每次 2 片,每日 2 次,口服,见效后可减量维持 4～5 日。

3. 呋喃妥因(呋喃坦啶) 其作用机制是干扰细菌的代谢过程而达到抑菌、杀菌的目的,抗菌谱广。每次 0.1 克,每日 3～4 次,口服。每日 0.2 克,分 2 次肌内注射。在使用时勿与碳酸氢钠合用,以免中和失效。1 个疗程不超过 14 日。

4. 青霉素类

(1)阿莫西林(羟氨苄青霉素)胶囊:每日 2～4 克,分 3～4 服用;每日 1～4 克,分 2～4 次静脉滴注。

(2)巴氨西林(美洛平):每次 0.4 克,每日 2 次,口服。

5. 头孢菌素类

(1)头孢拉定(先锋 6 号、赛福定)胶囊:成人一般每次 0.25～

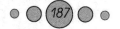

187

0.5克,每日4次,口服;或每次1克,每12小时1次,口服。重度感染可注射给药。

(2)头孢克洛(头孢氯氨苄、希刻劳)胶囊:每日1～2克,分2～4次口服。

(3)头孢他定(复达欣、凯复定)粉针剂:每日2～4克,分2～4次静脉滴注。

6. 氨基糖苷类

(1)阿米卡星(丁胺卡那霉素):每次0.1～0.2克,每日2次,静脉滴注。

(2)庆大霉素:每日240～600毫克,分3～4口服;每日160～240毫克,分2～3次肌内注射;每日160～240毫克,分2次静脉滴注。

(八)压疮

压疮的治疗要注意对压疮创面的局部处理与对患者全身情况的综合治疗相结合。首先是要解除对压疮区域的压迫,否则任何疗法均将无效,进一步的压迫会使压疮迅速恶化。其次是要控制影响压疮愈合的全身因素,如改善营养状况,纠正贫血或低蛋白血症,改善心、肺、肾的功能,治疗水肿及控制糖尿病等。同时,要积极治疗患者的原发疾病。

压疮的局部处理方法应基于对压疮创面的全面评估,包括压疮的大小、程度及并发症等。主管医师应定期亲自参加换药,以了解创面情况。同时,局部应做X线检查(必要时做CT)和窦道造影等,以显示骨关节的并发症和压疮深度。应定期进行局部创面的细菌培养及药敏试验,为临床选择药物提供依据。

在全身综合治疗的基础上,依据局部创面处理方式的不同,压疮治疗可分为非手术疗法和手术疗法。

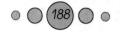

六、并发症治疗

(1)非手术疗法：Ⅰ度、Ⅱ度压疮原则上均应采用非手术疗法。Ⅲ度、Ⅳ度压疮在手术之前准备阶段或因病情暂不能手术时也应采用非手术疗法。非手术疗法包括全身综合治疗(营养、抗感染和输血等)及创面局部处理。局部处理的原则是清洁伤口，防止感染，解除压迫，促进组织愈合。

①换药。换药或更换敷料是治疗压疮的基本措施。创面的愈合要求一定的条件，如适当的温度、湿度、氧分压及 pH 值等。更换湿透的敷料是维持创面愈合的必要条件。应慎用抗生素软膏或其他外用药，重要的是要清洁创面，渗出多的创面应每日换药 2 次，但更换敷料次数也不宜过多，否则对上皮组织生长不利。根据创面情况，可应用生理盐水或过氧化氢溶液冲洗创面。渗出较多的创面可用远红外线照射，每日 1 次。

②翻身。发生压疮，尤其多处压疮，会给翻身带来困难。应避免压迫已有压疮的区域，又要防止无压疮区出现新的压疮。必要时需增加翻身次数，应用各种不同形状的泡沫垫将体重压力分散在无压疮区。应鼓励患者俯卧位休息，这对骶尾部、背部压疮合并有一侧或两侧大粗隆压疮患者有利。患者采取俯卧位时，应注意心、肺功能的变化，逐渐增加俯卧位时间。

③清创。压疮创面的坏死组织易引起感染并阻碍愈合。一般可用剪除法或化学腐蚀法清除坏死组织。应用纤维酶溶解或用中药化腐生肌也有助于清除坏死组织，改善肉芽组织情况。

④抗感染。约 70%的压疮合并感染，其中铜绿假单胞菌感染常见且难以控制。控制感染的主要方法是加强局部换药，伤口引流要好，必要时每日用生理盐水，或含抗生素的盐水，或 2%硼酸水冲洗创面。同时，根据全身症状，可考虑应用敏感的抗生素控制感染。

⑤中医治疗。根据中医学观点，压疮是因经络不通，气血阻滞所致。根据病情辨证施治，可用清热、温通或养阴解毒等内治方法

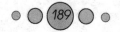

治疗。近年来,应用中药外治压疮取得一定效果。应用中药治疗时,应结合西医治疗的一般原则,这样会取得更好的效果。

(2)手术治疗:Ⅲ度、Ⅳ度压疮可先行非手术治疗,以清洁创面,控制感染。同时,全身采用综合治疗,以改善体质。对经长期保守治疗不愈合、创面肉芽老化、创缘瘢痕组织形成,合并有骨、关节感染或深部窦道形成者,应考虑手术治疗。

(九)痉挛和关节挛缩

虽然痉挛是脑梗死偏瘫患者康复过程中一个必然的过程,但大部分患者在正确的康复治疗过程中,痉挛会逐渐减轻,甚至基本消失。目前,在我国存在许多严重痉挛患者,可能与大量的"失用"和"误用"相关。特别是在不正确的指导下,与过多的进行上肢的拉力、手的握力和下肢的直腿抬高、过早架着行走等抗重力肌的肌力训练有关。痉挛加重后又没有正确的处理,关节长期制动的结果就造成了关节挛缩。因此,脑梗死偏瘫早期正确的康复处理是防止痉挛和挛缩的最重要手段。一旦发生痉挛,应用神经生理学方法、肌电和其他生物反馈方法、神经干或神经肌肉接点的酚阻滞和肉毒毒素阻滞,以及应用恰当的矫形器、支具、装具,应用抗痉挛药物等可能有所帮助。严重的关节挛缩可用适当的手术缓解。

(十)骨质疏松

老年脑梗死患者,特别是女性和长期卧床者,多有骨质疏松症。由于脑梗死偏瘫患者平衡能力差,患侧肌力也差,很容易跌倒。特别是患者刚刚恢复行走时,常对自己的行走能力估计过高、期望值过大,认为不用他人或辅助器械可以独立行走。这种患者一旦跌倒,常会发生骨折,给患者带来极大的、有时甚至是十分严重的后果。因为手术,要上几个月的石膏,原有的偏瘫再加上长期的制动,相当一部分老年人从此就不得不长期卧床了。因此,早期检查(如双光子骨密度仪)明确诊断,及时处理骨质疏松实有必要,而预防跌倒是最重要的康复咨询、教育内容。

骨质疏松症治疗药物可根据作用机制分为骨吸收抑制剂和骨形成促进剂,前者如雌激素、雌激素受体调节剂、降钙素、异丙氧黄酮、活性维生素 D_3 和二磷酸盐等;后者如氟化物、雄激素类及生长激素等。

1. 钙剂　钙为正常骨骼生长发育所必需,钙摄入不足,会降低骨皮质峰值,并使老年人骨丢失增加,补充钙剂能降低骨皮质和骨小梁中骨的丢失。目前虽无明确证据表明单纯补钙就能降低骨折的发生,但补钙至少应作为骨质疏松症的辅助治疗。凡骨质疏松症患者均应适当补钙,剂量(按钙元素)每日 1～2 克,以提高膳食中钙的含量为主。常用的钙剂有乳酸钙、氯化钙、碳酸钙等。以碳酸钙最佳,含元素钙最高(约 40%),且吸收好(39%)。当前市场上,从价格、元素钙含量及重金属含量少相比,以钙尔奇 D(复方碳酸钙)及迪巧(碳酸钙维生素 D 咀嚼片)最好。

2. 维生素 D 类　老年性骨质疏松症往往是由于 1,25－二羟基维生素 D_3 合成障碍导致维生素 D 缺乏,使骨量丢失。维生素 D 能增强肠道对钙和磷的吸收;抑制甲状旁腺素的分泌;促进骨细胞分化,增加骨量。临床常用的有阿法骨化醇和骨化三醇(罗盖全)。由于这两类制剂均可引起高钙血症和高钙尿症,且发生率较高,故应定期监测血清钙和肌酐水平,以防中毒。阿法迪三每日 0.25～1 微克,服用后经肝 25-羟化酶起作用。骨化三醇每日 0.25～1 微克,使用后直接发挥作用,适用于肝、肾功能不良者,用药时应摄入足够的元素钙。

3. 雌激素替代治疗　雌激素为防止妇女绝经期后骨丢失的首选药物,主要通过抑制骨吸收及再建骨代谢平衡。单独使用雌

191

激素有可能患乳腺癌和子宫内膜癌,故应使用最低有效剂量并辅以适当的孕激素。

(1)孕马雌酮(倍美力):每日 0.3～0.625 毫克,1 个月为 1 个周期,最后 10～14 日每日连服甲羟孕酮 5 毫克,每 3～6 个月用 7～10 日。

(2)尼尔雌醇(戊炔雌三醇):每次 1～2 毫克,每 2 周 1 次,服用 6 次后联合应用甲羟孕酮(安宫黄体酮),每日 6～10 毫克,每 3～6 个月用 7～10 日。如停药后不发生子宫出血,则可延长服至 12 次后(即 6 个月)加服甲羟孕酮。

(3)替勃龙(7-加异炔诺酮,利维爱):具有雌、雄、孕激素作用。每日 1.25～2.5 毫克,隔日 1 次,交替应用炔雌醇(乙炔雌二醇)50 微克和甲羟孕酮 2 毫克。

(4)雌二醇贴剂:每 24 小时释放雌二醇 50～100 微克的贴剂贴于臀部或腹部皮肤上,每周更换 1～2 次,用 3 周后每日服甲羟孕酮 10 毫克 10 日,待出血停止后重复用贴雌二醇贴剂(爱斯妥)2 毫克贴于臀腹部。

(5)雌二醇胶剂:每 100 克中含雌二醇 60 毫克,沐浴后(早或晚)取 2.5 克均匀涂于上肢及肩部皮肤,于 2～3 分钟后干燥,不留油迹或气味,每月用 25 日,后 12 日加用孕激素。优点是接触皮肤面积大,可避免局部皮肤厚度和附属器官密度的影响,吸收良好。

4. 选择性雌激素受体调节剂 选择性雌激素受体调节剂(SERM)的应用为治疗骨质疏松症开拓了一条新的有效治疗途径。已经证实,雷洛昔芬对预防及治疗骨质疏松有效。其对骨骼表现为雌激素样作用,而对骨骼外系统(如乳房、子宫)则表现为雌激素拮抗作用。一项多中心评价报道,该药能够显著降低骨质疏松症性椎体骨折,并能够显著增加腰椎和股骨颈骨密度。然而,也发现该药对椎体外骨折预防作用与安慰组无显著性差异。该药的骨骼外效应包括降低低密度脂蛋白,降低绝经后妇女冠心病危险

 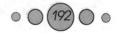

性,降低雌激素受体阳性乳腺癌发生率。雷洛昔芬剂量每日 30 毫克、60 毫克或 150 毫克;他莫昔芬每日 20 毫克。

5. 降钙素 通过破骨细胞的受体抑制其活性,使骨中钙的释放减少,同时不断地摄入血浆中的钙,使血钙下降,达到抑制骨自溶的目的。有注射剂和鼻用制剂两种,如瑞士产的降钙素注射剂及鼻喷剂,日本产的易钙宁注射剂。因其价格昂贵,无口服制剂,一般骨质疏松症患者难作首选。

6. 二膦酸盐类 是 20 世纪 80 年代开始用于临床的新型骨吸收抑制剂。目前已有羟乙膦酸盐(依替膦酸盐)、氯屈膦酸盐(骨膦)、帕米膦酸盐、阿仑膦酸盐(阿屈膦酸盐)、替鲁膦酸盐及利塞膦酸盐等。阿仑膦酸盐于 1995 年获美国食品和药品管理局批准用于绝经期后妇女骨质疏松症及变形性骨炎的治疗,尤其适用于绝经后妇女骨质疏松症。其对骨的增重作用类似于雌激素,优于降钙素,能明显增加骨密度,降低骨折发生率,口服有效,作用持久,具有良好的耐受性和较高的安全性。为了有利于药物吸收,并减少对食管的刺激,应空腹服用,并饮温开水 500~1 000 毫升,半小时后方可进食。应避免与钙剂同服。

7. 氟化物 是传统防治骨质疏松症的药物,直接作用于成骨细胞刺激骨形成。由于氟化钠对胃肠道的不良反应,故临床上极少应用。近年来有报道,用蜡包埋的缓释氟化钠在胃中缓慢释放,限制其转化为氢氟酸,使血清氟化钠浓度维持在有效治疗范围内(95~190 毫克/毫升),可增加正常骨生成。目前临床上应用的氟化物还有单氟磷酸钙(特乐定),系由葡萄糖酸钙、枸橼酸钙及单氟磷酸谷氨酰胺组成,不良反应较少,是防治骨质疏松症的有效药物。

8. 异丙氧黄酮 为合成的异黄酮衍生物,通过调节细胞内钙活动抑制破骨细胞活性,同时对成骨细胞的增生有轻度刺激作用。剂量为每日 600 毫克,分 3 次口服。有证据表明,它对绝经期后妇

女的骨量有益处,但其抗骨折的功效尚未得到确立。

9. 类固醇类化合物 包括诺龙、司坦唑醇和睾酮,可能有抗骨吸收作用。骨细胞上有雄激素受体,支持此类药物对骨有直接作用。睾酮对治疗男性性功能减退的骨质疏松症有效。另两种则由于其不良反应(包括男性化、钠潴留和水肿以及肝功能障碍)使临床应用受到限制。

10. 锶盐 最近研究表明,低剂量锶盐可降低骨吸收、维持较高的骨形成率及促进骨的合成和代谢,是一类治疗骨质疏松症有前途的药物。目前国外已经完成的为期 2 年的双盲研究结果显示,该药具有良好的预防骨折和增加骨密度的作用。其他微量元素,如铜、锌、硅等对骨骼也有积极的作用。

(十一)血管性痴呆

1. 临床表现 主要取决于血管病灶的数量、大小和部位等。根据脑血管病灶的特点和病理机制的不同,临床上可分为多种亚型。不同的亚型,痴呆的表现不同。总的来说,血管性痴呆多在 60 岁以后发病,有卒中史,呈阶梯式进展,波动病程,表现为认知功能显著受损达到痴呆标准,伴有局灶性神经系统受损的症状体征。但部分皮质下小血管病导致的痴呆可以缓慢起步,持续进展,临床缺乏明确的卒中病史。血管性痴呆患者的认知障碍表现为执行功能受损显著,如制定目标、计划性、主动性、组织性和抽象思维以及解决冲突的能力下降;常有近记忆力和计算力的减低。可伴有表情冷漠、少语、焦虑、抑郁或欣快等精神症状。

(1)早期症状:潜伏期长,不易被认识及重视。症状以情绪不稳定及轻度认知障碍功能为主,也可伴有许多躯体的不适感等。早期的特征性症状都是躯体不适,以头痛、眩晕、肢体麻木、睡眠障碍和耳鸣较多见。痴呆前期常有步行障碍或经常跌倒的病史,亦

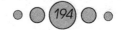

可见尿频和尿失禁。神经学检查可能发现半身麻痹、下面部无力样局灶症候、感觉障碍、视野缺损、假性延髓性麻痹、以肌肉僵硬和运动减少为主的锥体外系征、情感失控、抑郁状态及其他精神症状。患者常有心血管病和脑血管病的危险因素,如高血压、糖尿病、家族史、吸烟和饮酒等。

(2)局灶性神经系统症状及体征:多数均有,少数患者脑血管病康复较好而无后遗神经系统症状及体征。较常见的症状及体征有假性延髓性麻痹及不同程度的偏瘫、失语、失用、失读、失书、失算等症状;位于右大脑半球的皮质病变,可能出现相应的运动、感觉及锥体外系征,也可出现构音障碍、吞咽困难、强哭、强笑等假性延髓性麻痹表现,有时还可出现幻觉、自言自语、木僵、缄默、淡漠等精神症状。大脑后动脉供血区发生病变时,可产生同侧偏盲、空间失认及自知力缺乏等。如 Binswanger 型脑病发展成为痴呆时,不仅常伴有假性延髓性麻痹、动作迟缓、共济失调、言语不清、抽搐及强制性哭笑等,还可伴有轻度锥体束征、锥体外系征及小脑症状等。

(3)痴呆:作为脑血管病的结局,其特点是病情进展较快,呈现明显的波动性,阶梯形加重,可在经过治疗后较长一段时间内处于病情稳定状态,不恶化甚至好转,记忆力及生活处理能力有一定的康复阶段,即存在可逆性特点。血管性痴呆患者痴呆症状大致可以分为以下几个部分:

①注意力障碍。首先需要检查患者的意识状态,排除意识水平障碍所致的嗜睡和发作性意识内容障碍所致的谵妄。血管性痴呆患者的注意力减退表现在对提问的反应迟钝,不能回答或答非所问等方面上,严重者表现为置之不理,无法坚持完成正常交流和询问。

②语言障碍。血管性痴呆患者可能存在着不同程度的言语表达和理解障碍,部分患者有严重的构音障碍。通过简单的交流和

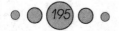

提问,判断患者言语是否流畅,有无听力理解障碍,还可请患者对简单物品进行命名,重复简单词句,非文盲者进行阅读、书写和计算检查等,明确患者是何种类型的失语,判断是否构音障碍。

③记忆障碍。血管性痴呆患者记忆呈选择性的斑片状减退,对于某些事件毫无记忆,对另一些事件可完整回忆,在一段时间之内可有比较大的波动。血管性痴呆患者很少表现为记忆障碍的典型痴呆综合征,而是表现为一种皮质下痴呆综合征,其主要症状为执行功能障碍或多灶性认知功能缺损。

④视觉空间障碍。可通过询问患者家庭住址,如乘坐交通工具到达某处或画钟表和房子等进行检查。顶叶和枕叶大面积梗死所致的血管性痴呆患者可出现视觉空间定向力的损害。

⑤执行功能障碍。主要是检查患者既往所掌握的知识和技巧能否进行现场的运用,包括理解力、计算力、执行口头命令等完成某些动作的能力。因额叶和顶叶梗死所致的血管性痴呆患者可出现执行功能障碍,如失用和失算。特征性的症状和体征包括以下几种:

●神经病学症状和体征。许多血管性痴呆患者有日间困倦、嗜睡及夜间躁动不安的表现,大部分患者表现为典型的睡眠倒错,夜间入睡困难。神经系统检查可发现单侧或双侧的中枢性面瘫、舌瘫、肢体偏瘫、肌张力增高、腱反射亢进、病理反射阳性等。血管性痴呆患者在病程中发生强哭、强笑、构音障碍,步态异常和尿便失禁的比例明显高于其他类型的痴呆。

●行为异常。血管性痴呆患者可表现为无意义的反复询问某个问题,吵闹或尖叫,干扰他人,还可出现刻板行为、攻击和暴力行为。部分患者出现进食障碍,表现为贪食、异食癖,严重者长时间拒食、拒药等。

●精神病性症状。情感障碍在血管性痴呆患者中最为常见,可表现有情感淡漠、抑郁、焦虑、欣快、易怒、易激惹和情感爆发等。

病程中可出现人格改变,其中抑郁和焦虑发生的比例明显高于老年性痴呆患者。

2. 分类 依据病因、累及的血管、病变脑组织的部位、神经影像学和病理学特征可将血管性痴呆分为多种类型。

(1)急性血管性痴呆

①多梗死性痴呆(MID)。由多发性脑梗死累及大脑皮质或皮质下区域所引起的痴呆综合征,是血管性痴呆的最常见类型。MID常常表现为反复多次突然发病的脑卒中,阶梯式加重、波动病程的认知功能障碍,以及病变血管累及皮质和皮质下区域的相应局灶性神经功能缺损症状体征。

②关键部位梗死性痴呆(SID)。由单个脑梗死灶累及与认知功能密切相关的皮质、皮质下功能部位所导致的痴呆综合征。这些与高级认知功能密切相关的部位包括角回、内囊、基底节、海马、丘脑、扣带、穹隆等。3个血管供血区的梗死易导致关键部位梗死性痴呆。

●大脑后动脉梗死累及颞叶的下内侧、枕叶、丘脑,表现为遗忘、视觉障碍,左侧病变有经皮质感觉性失语,右侧病变空间失定向。

●大脑前动脉影响了额叶内侧部,表现为淡漠和执行功能障碍。

●大脑前、中、后动脉深穿支病变可累及丘脑和基底节而出现痴呆。丘脑性痴呆主要累及了丘脑前核、丘脑乳头体束,表现为注意力、始动性、执行功能和记忆受损,垂直凝视麻痹,内直肌麻痹,会聚不能,构音障碍和轻偏瘫内囊膝部受累,表现为认知功能突然改变,注意力波动,精神错乱,注意力缺乏,意志力丧失,执行功能障碍,局灶体征如偏瘫和构音障碍轻微。

③分水岭梗死性痴呆。属于低灌注性血管性痴呆,是由于大脑前、中、后动脉供血区交界区域的长期低灌流,严重缺血形成分

水岭区域脑梗死导致的认知功能严重受损。影像学检查在本病的诊断中有重要的作用,CT 或磁共振呈动脉供血区交界区域梗死灶。分水岭梗死性痴呆的认知功能障碍常常表现为经皮质性失语、记忆减退、失用症和视空间功能障碍等。

④出血性痴呆。脑实质内出血、蛛网膜下隙出血后引起的痴呆。出血病灶常累及壳核、内囊、丘脑、脑叶等部位,导致痴呆。丘脑出血导致认知功能障碍和痴呆常见。脑淀粉样血管病是老年人出血性痴呆比较常见的病因。硬膜下血肿也可以导致痴呆,常见于老年人,部分患者认知障碍可以缓慢出现。

(2)亚急性或慢性血管性痴呆

①皮质下动脉硬化性脑病。呈进行性、隐匿性病程,表现为伴有反复发作的局限性神经功能缺损的痴呆,常伴有明显的假性延髓性麻痹、步态不稳、尿失禁和锥体束受损体征等。部分患者可无明确的卒中病史。神经影像学的主要特征是脑白质弥漫性疏松性病变,皮质不受累。CT 表现为脑室周围、半卵圆中心白质的低密度。MRI 表现为侧脑室周围白质对称性、弥漫性斑片状 T_2 高信号;可伴有多发性皮质下梗死灶,脑室扩大。临床诊断依据隐匿性痴呆的发病过程,有脑血管病的危险因素,脑血管局灶的症状体征,以及 CT、磁共振脑室周围弥漫性白质病变等。

②伴有皮质下梗死和白质脑病的常染色体显性遗传脑动脉病。是一种遗传性血管病,晚期发展为血管性痴呆。

3. 治疗

(1)防治脑卒中

①控制高胆固醇血症。最近研究表明,降胆固醇药物可降低卒中危险和颈动脉粥样硬化的程度。他汀类药物可中等强度地减慢无症状性颈动脉粥样硬化的进程,可持续降低那些有冠心病、高胆固醇血症,甚至胆固醇正常高限个体的卒中危险。另外,他汀类药物也可能还有神经保护作用。

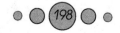

六、并发症治疗

②抗凝治疗

●华法林。华法林是维生素 K 拮抗剂,它通过影响维生素 K 依赖性凝血蛋白的形成而发挥作用。华法林体内抗凝显效慢而持久,服药后 12～18 小时开始起作用,36～48 小时达高峰。故不适用于脑梗死急性期的治疗。

●肝素。肝素是一种带阴离子的黏多糖,它能与抗凝酶Ⅲ结合,灭活因子 X,抑制凝血酶原向凝血酶的转化,静脉给药后立即起效,故适用紧急的抗凝治疗。当需紧急抗凝时,可先静脉给 3 500～5 000IU 冲击量肝素,以每小时 1 000IU 的速度静脉滴注,并根据 APTT 调节滴速。要求 APTT 延长并保持在正常值的 1.0～2.5 倍。许多研究发现,肝素治疗急性脑梗死的主要问题是继发性出血的危险,因而限制其在临床上广泛应用。

●低分子量肝素(LMWH)。商品化的低分子量肝素是由普通肝素通过酶学的或化学的(硝酸或碱性水解)降解而产生,平均分子量为 4 000～6 000,而肝素的分子量为 12 000～11 000。低分子量肝素在生产过程中,独特序列的五聚氨基酸葡聚糖部分被破坏,因此低分子量肝素具有较强的抗 Xa 作用和较弱的抗Ⅱa 作用,皮下注射后血浆半衰期约为 4 小时,生物利用度约 100(肝素为 30),静脉注射后其血浆半衰期为 132～162 分钟。低分子量肝素与内皮细胞之间的作用少,对血小板的作用也较弱,这种弱作用可能是引起出血减少的原因。因低分子量肝素具有半衰期长、生物利用度高、对细胞作用弱等优点,所以能够用于皮下注射,每天注射 1～2 次即可保持有效地抗凝作用。

③溶栓治疗

●静脉溶栓。最早进行临床试验的溶栓药为链激酶和尿激酶,但易引起脑出血,病死率较高。组织型纤溶酶原激活物(tPA)在患者发病 3 小时内静脉应用(0.19 毫克/千克,最大剂量为 90 毫克)。

●动脉溶栓。动脉溶栓是通过血管内微导管使药物直接到达血栓形成部位。局部用药能以较低的药物浓度实现较高的血管再通率,出血风险显著降低。发病3小时内经血管造影证实血管闭塞的患者行动脉尿激酶或tPA溶栓治疗,治疗后3个月时,50%的患者转归良好。

●静脉与动脉联合溶栓。在急性脑梗死发病3小时内应用静脉tPA治疗,若临床症状未改善则进一步行动脉尿激酶治疗。

●机械溶栓。利用Merci取栓器进行机械溶栓治疗。此外,利用超声或激光能量使栓子破碎等都是一些可行的辅助溶栓方法,与动脉溶栓相结合能够促进血管再通。

(2)改善认知功能症状

①钙离子拮抗剂。尼莫地平属二氢吡啶类钙通道阻断剂,其脂溶性高,易于透过血脑屏障选择性地作用于脑血管,从而对缺血所致的神经损伤有保护作用;同时还可以抑制血小板内的钙离子浓度升高,降低血小板聚集性,防止血栓形成;又能降低血浆三酰甘油,防止胆固醇在血管壁的沉积和血管内皮细胞损伤,从而对抗动脉粥样硬化形成。

②改善脑循环药物

●胞磷胆碱。为核苷衍生物,能促进脑细胞代谢,常用于治疗血管性痴呆。每次以0.5~0.75克,加入溶液内静脉滴注。

●尼麦角林。其主要作用有扩张血管,增加脑血流量,改善脑细胞的能量代谢,增加血氧和葡萄糖的利用,促进脑细胞内蛋白质的合成及促进神经递质多巴胺的传递功能等,用于治疗脑血管疾病及其所造成的智能障碍有较好的疗效。

●双氢麦角碱。双氢麦角碱是一种麦角生物碱,能扩张脑血管,改善脑循环;增加氧和葡萄糖的利用;提高脑内乙酰胆碱浓度和激活多巴胺 D_2 受体,因而能有效改善记忆与学习能力,改善血管性痴呆的临床症状。每次常以0.9~1.2毫克入溶液静脉滴注。

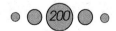

●阿米三嗪/萝巴新。可改善脑及神经损害造成的认知功能障碍。每次1片,每日2次,口服,疗程3个月。有条件者继续服用,定期门诊复查。

●银杏叶制剂。对治疗血管性痴呆有一定疗效。用银杏达莫注射液每次20毫升,加入生理盐水250毫升,静脉滴注,每日1次。

③改善脑组织代谢药物

●吡拉西坦(脑复康)。是一种可能提高记忆及其他智力功能的药物。吡拉西坦每次每千克体重600毫克,灌胃,每日1次。

●奥拉西坦。动物实验证明,奥拉西坦在各种行为实验中能改善思维、记忆力和学习成绩,能够减少电休克所致的记忆力损伤。奥拉西坦每次800毫克,口服,每日3次。

●脑活素。脑活素每次20毫升,生理盐水250毫升,静脉滴注,每日1次,14日为1个疗程。

●长春西丁。长春西丁注射液每次20毫克,加入5%葡萄糖注射液(或生理盐水)250毫升中,静脉滴注,每日1次,连续21日为1个疗程。

●甲氯芬酯(氯酯醒)。注射用甲氯芬酯1次300毫克,加入生理盐水250毫升中,静脉滴注,每日1次。

●脑苷肌肽。脑苷肌肽为复方制剂,其组分为多肽、多种神经节苷脂。1毫升脑苷肌肽包含多肽1.6毫克,神经节苷脂(按脂结合唾液酸汁)100微克。脑苷肌肽注射液每次10毫升,生理盐水加入250毫升中,缓慢静脉滴注(2毫升/分),每日1次,连用2~4周。

④作用于神经递质的药物

●石杉碱甲。是从我国中草药千层塔(蛇足石杉)中分离到的一种新型石松类生物碱有效单体,是一种高效、高选择性的中枢乙酰胆碱酯酶抑制剂,能够改善多种认知功能缺陷动物的学习、记忆

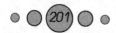

功能,在国内已经广泛应用于阿尔茨海默病的治疗。近年国内临床研究发现,石杉碱甲对多发梗死性痴呆、血管性痴呆、弱智等的学习、记忆障碍也有治疗作用。

●加兰他敏。能显著改善血管性痴呆患者的记忆、空间定位、认知能力和生活自理能力,明显改善患者的情绪状态,是治疗血管性痴呆患者的一种有效、安全、价廉的药物。

(3)控制行为和精神症状

①抑郁。血管性痴呆常伴有抑郁、焦虑、幻觉、谵妄、妄想的精神症状。抑郁是痴呆的伴随症,超过 22%的卒中患者发展成严重的抑郁症,而超过 17%是非常严重的抑郁症。抗抑郁药物治疗目前认为主要有三环类抗抑郁药、选择性 5-羟色胺再摄取抑制剂(SSRI)和单胺氧化酶抑制剂(MAOI)。相对安全的药物为选择性5-羟色胺再摄取抑制剂,如百忧解、塞乐特、博乐欣等,它们没有抗组胺、抗 α 肾上腺素及抗胆碱方面的不良反应。阿米替林每日 10毫克,或氟西汀每日 25 毫克,45 日为 1 个疗程。尼莫地平具有显著性的抗抑郁效果,因此被推荐用于既有痴呆又有抑郁症的患者的治疗。

②情绪不稳定。西肽普兰每日 20 毫克,连服 4 周,患者的情绪不稳、混沌、无耐心、焦虑、惊恐、抑郁情绪和坐卧不安有显著的改善。曲唑酮和氟哌啶醇具有同等的治疗老年痴呆患者的激动行为的效果。

③焦虑。对于卒中后焦虑一般不鼓励使用苯二氮䓬类药物。因为该类药物可导致耐药和依赖,同时长期应用会导致骨折。苯二氮䓬类药物对于控制卒中后焦虑或严重睡眠障碍是有效的,但应选择短效制剂,最长疗程为 4 周或间歇应用是明智的。对于恐怖障碍或惊恐,可试用选择性 5-羟色胺再摄取抑制剂,或者用三环类抗抑郁药。认知行为治疗是目前被认为作为功能性焦虑可选的心理治疗方法。

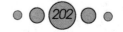

④攻击性行为。利司哌酮是近几年来被国际上推崇的治疗痴呆患者行为障碍的药物之一。服用利司哌酮,分别采用每日 0.5 毫克、每日 1 毫克或每日 2 毫克的剂量,连服 12 周。对大多数痴呆患者来说,每日 1 毫克用量较为合适。另有报道,使用小剂量妊马雌酮后痴呆患者的攻击性行为明显改善,且患者耐受良好

⑤谵妄。当妄想、幻觉或扰乱行为严重时,完全可根据经验考虑应用小剂量的精神抑制药,较强的抗胆碱酯酶药物应避免使用。急剧发作的谵妄,氟哌啶醇 2.5～5 毫克,每小时 1 次,每日最大量 20 毫克,60 岁以上者剂量减半,肌内注射;慢性谵妄状态,每日 3～6 毫克,当谵妄有所好转时要及时停药。

⑥睡眠-觉醒节律紊乱。临床研究表明,约 50％以上痴呆患者存在睡觉-觉醒节律紊乱,其表现为患者日间睡眠时间增加,而夜间睡眠混乱。应用地西泮或巴比妥类药物无效,小剂量抗精神病药物是需要的。可予氟哌啶醇 1～3 毫克,晚餐后或睡前服用。

⑦精神分裂症样状态、幻觉和妄想。现在一些新的抗精神病药物众多,有必要考虑选择使用奥氮平、利司哌酮等药的低剂量疗法。尤其是伴有脑血管疾病的痴呆老年人,应该避免多巴胺阻滞剂,因为这类药物通常诱导帕金森综合征和其他锥体外系综合征。在与惊厥活动相关的脑血管疾病病程中应用抗惊厥剂后,惊厥症状可得到改善。

⑧狂躁症。用碳酸铝治疗具有明显的改善效果。可考虑用锂来治疗始发和随后的卒中后狂躁症;抗精神病药物也有助于控制狂躁症。但是,由于不良反应较大应该慎重考虑后应用。

4. 护理

(1)一般护理

①睡眠障碍。血管性痴呆症患者经常伴有睡眠障碍,如入睡困难、失眠或睡眠颠倒,对患者的体力、情绪、智能有一定影响,正确的护理对改善睡眠状态很有帮助。

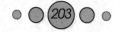

●安排有助于睡眠、休息的环境,如保护周围环境的安静、关闭门窗、拉上窗帘、保持病室内适宜的温度等。

●帮助患者遵守以前的入睡习惯和方式。

●建立比较规律的活动和休息时间表,如增加白天的身体活动量,减少白天的睡眠时间和次数,多与患者交谈以减少白天睡眠的需要。

●减少睡前的活动量。

●睡前喝一杯热牛奶,避免喝咖啡和浓茶,睡前可给予热水泡脚、洗澡,或听音乐,给予娱乐性读物;限制晚间饮水量。

●对于焦虑患者,向其解释病情、治疗、检查方面的情况,使其放心。

●必要时遵医嘱给予镇静药治疗。

②吞咽障碍的护理

●先进软饭、半流食,避免粗糙、干硬、刺激的食物。

●进食时保持患者体位,取端坐位,头稍前倾姿势。

●给患者提供充足的进食时间,让患者充分咀嚼。

●进食时,减少环境中分散患者注意力的干扰因素。

●对脑卒中的患者,把食物放在口腔健侧的后部。

●如有食物滞留,鼓励患者把头转向健侧,必要时吸引。

●鼓励患者尽可能自己进食。

●严重吞咽障碍者,给予鼻饲。

③保持大便通畅。血管性痴呆症患者由于长期卧床,活动减少及饮食结构改变,常易出现习惯性便秘,影响患者的情绪及心、脑血管疾病,甚至导致肠梗阻的发生。可采取以下护理措施。

●给患者进食粗纤维饮食。

●让患者每天进行适当功能锻炼。

●定时让患者如厕,养成规律排便的习惯。

●帮助患者进行腹部按摩,促进排便。

●必要时给予缓泻剂或灌肠。

④大小便失禁的护理

●促使患者的排便、排尿时间规律,定时如厕,或定时用便器盛接大、小便。

●必要时把便器放置床边。

●对肛周皮肤进行清洁性预防或治疗性预防,保持清洁干爽。

●大便失禁时,保证每天的液体摄入量,注意避免导致滑肠、腹泻的药物、食物。

●必要时使用尿布或尿失禁垫和药物治疗。

⑤预防压疮。老年痴呆症患者由于长期卧床、运动障碍,极易发生压疮,难以愈合或易发生感染。对于老年痴呆症长期卧床患者,应定期给予翻身,进行皮肤护理,足跟、踝、肘、臀部应适当使用棉圈垫,以防止压疮的发生。

⑥指导患者服药。老年痴呆症患者由于智能低下,记忆力减退,常常忘记服药,或漏服、少服、多服,或不能按时服药,影响治疗,甚至使病情恶化。因此,必须指导、监督患者服药,必要时帮助患者服药。有些患者因有幻觉或多疑心理,或对治疗丧失信心而拒绝服药时,应对患者做耐心细致的思想工作,说明服药治疗的重要性,解除患者的顾虑和疑惑,并看着患者服下药物。

⑦对家庭及服务人员进行教育。老年痴呆症患者大部分时间是在家庭度过,但护理痴呆患者是一项长期的费时费力的工作,并且应有一定的技巧,因此,也应对家庭人员或患者服务人员进行教育。

●告诉照顾者他所承担的角色及价值。

●说明照顾者必须做到细心、耐心和热情,能够满足患者的身心需要。

●教给照顾者一些简单的记忆、计算、思维、运动训练方法,指导患者进行训练。

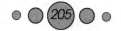

●提供有关疾病过程及管理方法的信息。

●说明在什么情况下应到医院就诊或住院治疗。

●建议照顾者尽可能利用社会资源,如家庭护理、养老院、家庭门诊等。

(2)认知功能障碍的护理:认知功能障碍为痴呆患者的核心症状。而记忆障碍是认知功能损害最早,也是最常见的表现。患者在疾病早期即出现记忆减退,并伴有不同程度的失语、失用、失忆等。因此,尽早对患者进行认知功能训练,可使其大脑得到持续刺激,从而促进记忆再生。有文献报道称,记忆力和智力可以通过一系列训练得到提高和康复。程红、屠丽君等分别进行了对有认知功能障碍的早、中期痴呆患者实施生活自理能力和认知功能训练(日常生活能力、逻辑思维与表达能力、环境记忆力的训练)的研究,结果显示是有效的,患者的缺陷程度训练前后比较有统计学意义。尤其回忆训练是一项提高痴呆患者认知功能的有效措施。通过激发患者回忆,有助于提高老人的自我价值,与大家分享快乐,对自己和他人都是有意义的。对晚期痴呆患者则以感官刺激为主,提高对外界的感知力。通过有针对性的训练活动引导其勤用脑、多动手,保持神经系统的兴奋性,可提高语言和记忆能力,减缓失用、失认的发展。

①记忆障碍的护理。记忆力下降是痴呆症最早出现症状,随着病情发展会越来越明显。在疾病初期患者会尽力掩盖自己记忆力下降的事实,不愿承认存在记忆障碍。家属虽然也有觉察且很痛苦,但也不愿说,反会帮助患者掩盖记忆下降症状,主要怕被人歧视或不忍患者丢失工作等。然而随着病情发展,患者的近期记忆力首先表现越来越差,如刚经历的事或说过的话会完全忘记,刚吃过东西也忘了而还要再吃,自己忘了东西放在哪里找不到了,却怀疑被别人偷了等。由于记忆力越来越差,忘事快,因此患者会反复不停地提出问题或要求;严重者甚至忘了如何进食、穿、脱衣服,

六、并发症治疗

可能把裤腿当袖子穿着,也会忘了如何洗澡,忘了厕所在哪里而急躁、发脾气,或把屎尿拉到身上、地上等。记忆下降影响日常生活自理,越来越依赖别人照顾。晚期则生活完全不能自理。

●对待健忘患者应多鼓励,避免大声训斥。对患者因易忘事而反复提问和提要求应耐心倾听,并最好用别的事适当转移其注意力。

●找不到东西时就陪同患者一起去找失物,常要去的场所如厕所、餐厅等处可用图片、灯光或文字做出标记来提醒患者,千万不可用责骂和难听懂的词句对待患者。与痴呆患者对话要尽量用简单明确的字句,外出时要有人陪同,不要给患者身上戴贵重物品,可以把患者的姓名、地址、电话写在纸条上,放在他的口袋里。

●对痴呆患者除需体贴和耐心外,更重要的是应注意不断反复强化训练患者用脑,以提高记忆力。记忆是脑细胞的活动,是记忆的物质基础,一般记忆过程可分为3个阶段。

识记阶段。通过感觉器官将所有得到的信息保留在脑中,即对感知到的事,在大脑中留下痕迹的过程,也是事物在大脑中形成暂时的神经联系过程。

保持阶段。巩固已获得的知识过程。即如何把识记的东西不遗忘的过程。

回忆阶段。把感知或体验过的事重新回想起来,又称再现过程。

与记忆过程相关的脑组织结构主要在海马、穹隆、乳头体、乳头视丘束和视丘核等部位。记忆下降明显的痴呆患者往往会对过去感兴趣的事失去兴趣,对学习新知识能力也下降,因此护理者需有意识地训练患者,从客观"识记"开始直到完成记忆全过程,及时复习记忆内容,反复强化,对提高记忆,延缓衰退和疾病发展是十分重要的。

●在患者进食时要尽量保持环境安静,减少患者分心;患者若

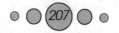

忘了如何进食时需要喂饭,但注意速度不要太快,要给予患者足够咀嚼的时间;若患者拒绝进食时不应勉强,可以先让患者做些别的活动,转移其注意力后再慢慢进食。在患者躁动不合作时,不要喂食,以免呛着。若患者忘了已进食而不停地要求吃东西时,可先给些食品如饼干、水果等小量吃一点,但不宜过多以免影响正餐。痴呆患者的进食时间应该规律和定时,饭菜要简单而有营养,并且注意多选患者喜欢的、易消化的食物,对患者过去不爱吃的东西不要准备,以免引起患者拒食。痴呆患者虽记忆力下降,但对食物仍会保持着自己的爱好和习惯,需要细心安排。

●洗澡是为了保持皮肤清洁,也是检查患者全身状态的一项重要工作。当遇到拒绝洗澡时,最好请患者比较亲近的或信赖的人来劝说,如果患者不愿意脱内衣裤时可以让老人先入浴盆,然后慢慢再脱去。水温不要太热,浴盆水也不要放太满,避免患者害怕,可在老人进入浴池后慢慢加水。

●照顾痴呆老人洗脸时,最好从后面或旁边进行帮助,因面对面为患者洗脸,常会使患者有强迫感而拒绝或不合作。

●在记忆严重丧失时,许多痴呆老人会忘了厕所在哪里,因此可能出现在墙角、床边随地大小便,或用手抠肛门,或不停地拉在裤子里,甚至因着急找不到洗手间而发怒。这些都需要照顾者密切观察和判断患者行为表现,能及时带领患者去厕所。一般人都不喜欢用尿布,故最好不给患者使用尿布而采用在去厕所途中做一些标记指示,并经常强化患者记忆,认识标记,还可以对某些痴呆老人安排在固定时间内引导他们按时到厕所去,以减少找厕所困难问题的发生。

●由于患者判断力、理解力下降,常会发生做错事或言行错误,照顾者对患者责骂、纠正或说这样不行等都是无用的,因为患者已不能判断是非,也不会理解为什么不对,所以只要患者的言行错误不危害他人,就不要刻意去纠正。随着疾病的逐渐发展,记忆

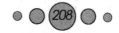

障碍带来的护理问题会越来越多。由于病情发展的快慢和症状变化的各不相同,患者个体差异大,尤其到晚期,患者多不能自己表达要求和痛苦,护理者必须对受照顾的老人认真观察,及早发现问题,做好针对性护理。

②认知障碍的护理。认知是指正确认识自己和周围关系的能力。认知障碍者就无法认清周围的人、事、地、物,如认不清自己在什么地方,不知今天是几号,现在是几点钟。不能认识家人和熟悉的亲友,把病友当做女儿,把家人当做护士等。同时,患者的学习新知识能力、计算能力、定向力等也都下降。认知障碍会影响行为改变,如患者会在洗手盆内小便,在马桶里洗手,看到镜子里的自己感到害怕或看成是另一个人等。认知障碍在痴呆症早期就存在,中、后期更明显,从而影响患者自理能力,需依赖他人照顾。护理过程中应多帮助患者回忆往事,尽量按患者过去的生活习惯安排生活,多训练和指导患者做些日常小事,可减轻认知障碍带来的问题。另外,更应注意患者的安全。由于患者已失去距离的判断,定向力差,在做事和移动过程中准确性差,故很易跌倒或发生意外。如让患者把一杯开水放到桌上,很有可能在没到达桌面前,患者认为到桌面而放手,结果杯子就落地打碎,开水也会烫着患者。为此,重要的是护理者要充分认识患者的表现和潜在危险,认真耐心地去照顾患者。

③语言障碍和患者沟通问题的护理。由于智力下降,痴呆症患者的记忆力、思考及行为等方面退步,使患者常常无法理解别人说的事,也不能用语言概括和表达出自己的意思,因而易急躁、焦虑、沮丧和生气。有语言障碍的患者会话能力下降,说话变得不流利,常会中断和不连贯,逻辑性不够,到后期一句整话也说不出来,只能说简单的1~2个字,如"不"、"好、好"等,渐渐就会听不清患者在说什么,有时他们只会发出非文字声音或呻吟、尖叫。痴呆患者因语言能力丧失而会产生沟通问题。

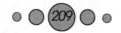

　　如何与痴呆患者做好有效的沟通是照顾者应十分重视的问题。在确定沟通问题前,应先排除患者是否有听力障碍。因痴呆者不会及时反映身体不适状况,故可先请医生检查一下,若无听力问题而沟通困难则为痴呆症所致。照顾者首先要认识患者的各种表现是因病情发展、能力无法达到引起,而不是故意的,患者自己也很痛苦,所以不能因沟通不好对患者生气,而应非常同情和理解他们,采取热情帮助的态度,使照顾者与患者更贴近,沟通好可以使患者得到安全感。与痴呆患者进行语言沟通时需注意以下几个方面。

　　●与患者谈话时一定要目光注视患者,表示出对他的关注,增加他们的信心,也能使患者集中注意力听你说话。

　　●交谈内容要正面、直接,最好只需患者简单回答"是"或"不是"即可,而不要让患者选择回答,否则会造成困难。如问"您现在想吃饭吗",而不要用"现在到吃饭时间了吗"。用直接告知患者"饭后您的老伴来看您",而不用"今天您会见到您的老伴",令患者反会弄不明白。

　　●对痴呆老人谈话用字要简单,一次只说一件事,并要耐心地给患者足够时间来回答。

　　●当患者想不起某字、某人名、物名时,可以提示一下,以减轻他们的挫折感。

　　●与患者说话声调要温和,速度要缓慢,使老人感到是在一种平静的环境中,安心听你的谈话。

　　●若患者谈的事是错的,并很坚持己见时,不要与他们争论或企图纠正,可针对他们的问题,给予适当解释或安慰。如患者诉说东西被人偷了,并坚信此事时,可以对他说"大家都很关心此事",或"我知道您不高兴了"等等,使患者感受获得谅解。

　　●若患者听不懂你说的事时,可再重复1～2遍,有时也可配合用一些图片、照片或非语言的沟通方法来表达。若患者不愿交

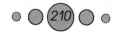

谈或不耐烦时,可暂时离开或换另一个人,等患者容易合作时再谈,要尊重患者,千万不可勉强患者做他不愿意做的事,这对做好沟通十分重要。

●对患者说话或发声不能明白时,不要假装听懂了,却又不能按患者的要求做,这样反会使患者失望。可借用手势或其他非语言沟通方法来搞明白患者的意图。

●当语言沟通效果不好,患者表现对谈话听不进去或因失语表达不出来时,可换用非语言沟通方式。痴呆老人对触觉的感受比语言文字好,可用肢体语言、微笑态度和抚摸、握握手等方式,再配合简单语言来沟通,会得到较好的效果。如对患者说"我们散散步去吧",同时拉着他的手往外走,就能使老人更易理解。

●与痴呆患者做好沟通的基础是护理者要不断地把爱心、关心传递给患者,只有通过与患者的感情交流,建立信赖关系,才能达到满意的沟通。照顾者要多接触和观察患者,才能对患者的非语言表现敏感,才能及时了解其表达的内容,同时也会促进患者对照顾者的非语言沟通方式的明白和接受。

●智力逐渐地衰退甚至工作不能胜任或不得不停止工作等,会使患者很容易产生不安和抑郁情绪,因而也易发怒和焦虑。照顾者应努力为痴呆患者创造一个既安全又安宁的生活环境,使患者生活在一个习惯和熟悉的环境中,作息时间相对固定和有规律,这样问题少,患者的日常生活过得比较容易,减少患者的情绪变化,也使患者得到安全感。

(3)行为和精神症状的护理:长期以来,人们更多地重视痴呆患者的认知功能研究,如记忆力、智能和语言能力,忽略了痴呆的非认知功能症状。而多达 70%～80% 痴呆患者在其疾病的一定时间内会出现心理、精神、行为紊乱、攻击、破坏、昼夜节律紊乱等症状,这些症状的出现是造成痴呆患者住院、照料者痛苦的重要原因,也是临床护理工作中较为棘手的问题。1996 年国际老年精神病学会（IPA）专门召开会议，制定了一个新的疾病现象学术语即痴呆的行为和精神症状（精神症状），并定义为"痴呆患者经常出现的紊乱的知觉、思维内容、心境和行为症状"，反映了对这组症状的重视和关注。

精神症状是各种原因所致痴呆所伴随的精神行为症状，不同痴呆引起的表现形式不同。最常见的包括：妄想、幻觉、错认、抑郁、类躁狂、激越、无目的徘徊、躯体和言语性攻击、喊叫、大小便失禁及睡眠障碍等。有报道认为，40％的老年性痴呆患者在整个疾病过程中有妄想症状，以被害妄想、被窃妄想、嫉妒妄想及夸大妄想为主。妄想易导致攻击行为，尤其是对护理人员进行攻击。幻听的发生率较妄想少，常发生于耳聋或视力减退的患者。抑郁是精神症状最常见的症状，也是最复杂的症状，有些老年性痴呆患者常以抑郁症状为前驱表现，发生在痴呆之前，应注意鉴别。焦虑、激越、坐卧不宁常发生在老年性痴呆的后期，认知障碍越重，患者越有可能出现这些症状。精神症状的行为症状对患者的照料者和护理人员构成极大的负担和威胁，这组症状常发生在后期，随着痴呆程度的加重而加重。KUA报道50名痴呆患者看护者中有28名GHQ问卷高分，提示由于痴呆的精神症状，家庭看护者经受着较为沉重的压力。盛建华对60例老年性痴呆患者的精神症状进行调查显示：抑郁症状的发生率为100％，其中以思维迟缓常见；激越症状的发生率为93.3％，其中以易怒最常见；精神病性症状发生率为78.3％，其中以猜疑最常见。

针对精神症状的临床特征，明确其护理问题，才能制定相应的护理措施，使患者得以全面康复。精神症状患者的主要护理问题包括：痴呆，潜在或现存的自伤，伤人，毁物行为，外越行为，言语沟通障碍，攻击行为，潜在或现存的感染，激越症状，幻觉，妄想，焦虑，抑郁，生活自理障碍，社交障碍，饮食障碍，营养不足，排便障碍及睡眠障碍等。

①住院环境的改善。不良环境-心理因素对身心脆弱的患者，都可构成有害刺激因素，是引起患者不安情绪的直接原因。因此，首先以调整病房环境作为护理切入点，完善病房设施，消除不安因素，门窗定期维护。保持地面无障碍、干燥、防滑；病房的环境布局颜色上主要采取中性色调，病房采光充足，设置患者喜爱的小饰物作为床头标示物；患者常去的地方有明显标记；避免噪音刺激。其次，护士与患者及家属的第一次接触，双方印象十分重要，责任护士在患者入院时主动介绍自己，介绍病房环境，重点介绍病房位置、床位，让患者挑选喜爱的饰物挂床头以吸引患者。向家属了解患者的生活方式，用亲切和蔼的语言和患者建立良好的关系，使患者尽快适应环境，以便患者的心理压力得到一定程度的减轻。另外，可让重症患者家属留下陪护，满足患者心理需求，减少约束，向家属普及安全和护理知识，加强对跌跤、伤人、游走的防范意识。

②安全和生活护理

●仔细做好基础护理，密切观察患者的体温、脉搏、呼吸和血压，要重视某些可能引起其他并发症的躯体疾病，以免发生意外。

●对新入院患者，要遵守患者以前的作息习惯，便于患者记忆。

●及时清理患者病房内的危险物品，病房环境要安全、舒适，重点患者要重点照顾。

●高度注意预防患者跌倒、骨折、外伤、烫伤等意外，保持地面干燥、平坦，提供给患者轻便、防滑的软底鞋，给予患者进行日常生活料理的充足时间，切忌催促。

●帮助患者制定日常生活时间表，鼓励其自理生活。

●卧床患者要做到定时翻身、按摩，进行肢体功能活动，避免压疮发生。

●保证饮食数量和营养，提高无骨、刺，易吞咽，易消化的低盐、低脂饮食。

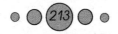

●关心、督促和帮助患者进行个人卫生料理。

●帮助患者养成良好的睡眠习惯,如白天尽量不睡,晚餐不宜过饱,睡前忌喝茶水、咖啡等饮料。

③开展益智活动,促进患者认知功能康复和提高。自我控制是建立在认知能力基础上,用机体的随意反应去改善机体的另一些不随意反应。专门为患者开展益智活动,针对每个患者不同情况给予认知训练、定位训练、生活能力训练,以提高生活质量。组织患者参加一些无竞争性且又适合患者自身速度的集体活动,每日益智训练不少于 30 分钟,如做一些简单的认图、折纸、插图、读报等活动。多给予肯定、鼓励,激发患者建立自信心。

④加强对患者的关爱与沟通。痴呆患者的世界,人是陌生的,环境也是陌生的。他们的能力在渐渐地消失,不能自我确认,内心充满了担心和恐惧。这些情绪所导致的后果往往对家属、护士与患者之间的交流产生负面影响。要求家属常来探视,探视有利于促进患者与家属之间感情的交流。在医院内能经常见到家人,对患者而言会得到一种亲切感、安全感,能减轻他们的精神压力和猜疑,减少对医院的恐惧感、不安全感,从而缩短对环境的适应期。护士应尽可能留在患者身边给予情感支持,每天至少要有 30 分钟和患者面对面的交流,通过交流,一方面患者有机会倾吐心声,另一方面强化了患者的心理活动,尤其对慢性迁延性患者,能减缓或稳定其心理退缩。鼓励患者恋旧、忆旧,讲出他们的故事,当患者坦率地讲述忧愁时要耐心倾听,唤起患者的积极情绪,使患者增强信心。

⑤情感障碍症状的护理。在痴呆的早期,患者的认知功能损害较轻,具有完好的自知力。当患者意识到自己的记忆力日渐下降,工作和学习能力一天不如一天时,会产生心理打击,引起一系列的心理反应,出现焦虑、抑郁、激越、欣快、淡漠、紧张、恐惧等症状。少数患者可有情绪不稳、易怒。痴呆较重时,则情感日趋平淡

或淡漠。

●焦虑不安。焦虑不安主要是：认知障碍使他们对周围的环境及预期不能确定，于是出现失落和不安全感，许多情形下他们不能说出焦虑不安的原因，这种情况或间断或持续，常伴有害怕、兴奋、吵闹及行为问题。多在下午或傍晚开始发作，有的可持续到深夜，原因尚不清楚，可能与环境光线减弱有关。护士识别焦虑不安是从患者的表情、行为表现来观察得到的，其中焦虑严重者行为方面问题表现较多。通常症状包括：坐立不安、挑选衣服、不停地搓手、到处吼叫或来回走动，拒绝治疗、护理、进食等，强烈要求回家。有时焦虑与潜在的疼痛、感染、身体不适有关。对待患者的焦虑，要耐心诚恳，了解原因。注意在下午或晚间给予足够的照明，减少由于光线不足引起的焦虑不安。安排舒适安静的病房及一些有趣的活动，或者放一段轻松的音乐。另外，等待、回避一下有时可转移患者的消极情绪，用心理的过程影响生理过程，从而达到松弛的效果。

●抑郁。抑郁是痴呆患者心理情绪最复杂的症状之一，同时也是最常见的症状，主要与视、听觉生理功能减退和语言障碍有关。具体表现为呆滞、退缩、食欲减退、心烦，并可造成患者睡眠障碍，出现疲倦等躯体不适的感觉。首先，解决患者身体方面缺陷的问题，积极治疗并发症；其次，在对待患者时，要关注，富有同情心，安静倾听，谨慎询问，避免矛盾性及可引起他们误解的表述。再次，移走潜在的有害物品，不强迫患者做他们不喜欢的事情，鼓励参加运动、散步等活动来调整抑郁心理。

●焦虑。是很常见的表现，如坐立不安，担心不好的事发生，紧张、心悸、气短、恐惧等，严重焦虑者注意力较难集中，会突然发生肢体痉挛、疼痛或逃走等情况，需采用抗焦虑药物和心理治疗，这可能与白天活动不够有关。在患者认知障碍严重时，分不清昼夜，常白天嗜睡，夜间不睡，精神错乱者还会吵闹要上班或要购物，

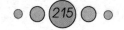

使照顾者负担加重,常被搞得筋疲力尽,当患者有睡眠障碍时,除服用一些镇静药外,最好减少患者白天的睡眠时间,以保证他们夜间的睡眠。

●易激惹。易激惹是由于患者能力下降所致,表现为情感失控,情绪极不稳定,常为一些小事发火,坐立不安、逃避、顽固,当患者能力与护士的要求相矛盾时,患者往往充满敌意而可能触发激惹现象,对治疗护理不合作。所以,首先为患者创造一个安静的环境,并分析患者产生各种症状的背景和原因,不采取强制手段,安慰和劝说患者,耐心听别人述说,避免刺激性的语言和行为,努力使患者了解护士是在帮助他克服病痛,鼓励患者做规律性锻炼和定期放松活动,用疏导、解释或转移注意力等方法,使患者平静下来。

●情感淡漠。由于语言、视空间、视力、听力受限,引起知觉反应迟钝及感觉阻断,患者表现退缩、孤独、回避与人交往,对生活和周围环境缺乏兴趣,情感反应淡漠。护理中应摆放患者熟悉和喜欢的物品,如日历、时钟、照片,由其亲近的亲属陪伴,护士要不断地把关爱的信息传递给患者,建立信赖关系,患者才能合作。另外,还对患者进行生活能力、心理和社会功能训练,如开展"角色扮演"活动,让患者扮演各种社会角色,以提高生活自理能力。安排活动要从患者的能力和接受程度出发,采取鼓励和赞赏的方法可起到事半功倍的效果。

●欣快。患者自得其乐,易怀旧、恋旧。常表现出满足感,话语增多,面部表情给人以幼稚、愚蠢的印象。护士在语言态度上要尊重患者,可增加患者活动,如下棋、读报、太极拳等,这些有益活动可使患者保持良好状态。

⑥行为活动异常护理。因认知功能下降,可出现多种无目的或重复的活动,例如言语单调、刻板、断续、啰嗦或喃喃自语,不能理解,甚至缄默不语,反复搬移物品,反复收拾衣物,将贵重物品收

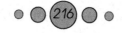

藏在不恰当的地方；有些患者收集垃圾或废物；不少患者出现"徘徊症"，整天不停地漫步，或跟随照料人员，或晚间要求外出等；注意力涣散或变得急躁、多疑、顽固、易怒和冲动，自私和不善交际；有些患者表现活动减少，整天呆坐，变得不修边幅，不知整洁，生活懒散或无目的外出，流落街头，夜间无故吵闹而影响家人睡眠。严重时大小便不能控制，生活不能自理；少数患者有尖叫、拉扯和怪异行为；部分患者有攻击行为，最常见的是骂、咬、抓、踢、违抗或抗拒为其料理生活的人，使得洗澡、穿衣等护理工作非常困难。

●幻觉和妄想。幻觉是指人的五官（眼、耳、鼻、触觉及味觉）在没有外界刺激下，或客观并不存在某种事物的情况下，所产生的感觉，患者还坚信它确实存在，信以为真，且可影响患者的情绪和行为。幻视多见，即眼睛看到实际不存在的东西，如患者看到床上有怪脸或猛兽，为此表现出十分害怕的样子，但实际床上什么东西也没有，给患者再三解释也没用，他仍坚信看到的东西存在。幻听也较多见，是指耳朵听到实际不存在的声音，如听到空中有声音说举起手来，不然就开枪了，于是可见到患者举起双手不敢放下；有的人听到有人骂他，于是可以看到患者突然张口骂人，实际并无外人存在，也没有骂声，但患者却能表现很生气，对骂数小时之久。幻嗅发生少，临床可见患者说嗅到烧焦味、粪便臭味、洋葱味、化学品味等。痴呆症老人幻觉发生率约 25%，幻觉出现提示患者各方面功能恶化速度加快，需要护理者多观察和了解患者情况。妄想是指患者对某些毫无根据，或不符事实或根本不存在的事产生错误想法，且无论怎么解释也说服不了，患者坚信自己想法是对的。妄想内容直接影响患者的行为和情绪，产生紧张不安或行为问题。如老人不肯吃饭，怕有人下毒；不肯脱内衣裤洗澡，怕被人偷走；不让子女出门，认为有人要害他们；把自己东西藏起来，认为有人要抢劫，甚至整日坐在家里，不敢外出。这些被害妄想都是因患者坚信有人要暗害自己而产生的。痴呆患者也易产生多疑，如怀疑配偶有外遇,甚至怀疑配偶是贼等,痴呆老人妄想症状发生率为25％。护理者首先要了解症状表现,并应认识到这些并非是患者所能控制的行为,而是痴呆症所致,因此千万不要与患者争论或抱怨,这样做反而更糟,可先转移患者注意力后再进行解释,还应注意患者安全,防止意外发生。出现幻觉或妄想时,须及时找精神科医生诊治。

●暴力行为和攻击行为。暴力行为不是痴呆症常见症状,但也时有发生,且每位患者发生暴力行为都会有原因和目的的。如老人想回家,或认为上班时间到了,要出门时,若有人阻止他们达到目的,患者会变得粗暴不能控制情绪、发怒、摔东西、乱丢食物、大叫或攻击他人。若患者产生怀疑他人要害他时,也会打人,这些都属灾难式反应。面对这种情况时,护理者自身不能慌张,应用疏导、解释或转移注意力等方法,首先使患者平静下来,再根据患者不同情况来找对策,必要时可进行药物治疗,如安定剂、锂盐都有助于减少暴力的发生,但药物不良反应大,不宜多用。也可暂时送患者到医院或日间护理站照顾一下,以减轻照顾者压力,同时还应针对引起暴力和攻击行为的原因,排除令患者产生不愉快情绪的因素,防止再发生。

●游走。有多种表现,需要专人看护,不然易走丢,或发生意外。但游走使患者获得社交活动,又能提供必要的运动,一般情况可以不去阻止。患者出门时都会有目的,如要上街购物、去上班、看朋友等,但实际上出门后就记不清该去的路了,于是造成无目的徘徊。因此,照顾者要尽可能陪患者一起外出,若不愿让患者出去,可试试在门上贴字条写上"禁止外出",希望患者看到会主动放弃外出。有的游走行为可以无目的持续几小时走来走去,若遇到搬家或改变环境,有游走行为者会因对新环境不熟悉而更混乱,所以如遇搬家或改变环境时,事先可安排患者去熟悉环境,慢慢改变。游走行为患者很难自我控制,这与脑受损程度有关,若患者徘

徊很久静不下来,可试试给予一些很简单的工作和他们一起做,能
有所帮助。如果家庭看护无法应对时,可暂时把患者送到老人院
照顾一下。

●迷路走失。由于患者记忆力下降和认知障碍,痴呆老人外
出常会不认识回家的路,到了家门口也不认识自己家的门,因此很
容易迷路走失。照顾者最好每次陪伴外出,同时把患者姓名、地
址、电话、联系人和病情写在卡片上,放在患者身上,这样,万一迷
路或发生意外时,可获得帮助。

●少数患者会出现不适当的性行为,如在公众面前暴露性器
官,抚摸自己或他人的性器官,这会给照顾者带来很大羞愧和烦
恼。上述行为与患者脑萎缩、大脑皮质失去自我控制能力有关。

老年性痴呆患者虽发生脑功能障碍,但仍保持着其自尊心,要
了解老年性痴呆患者是一个情感脆弱的群体,且能充分理解痴呆
患者的情感反应是患者确认自身权利的一种体现,应当在护理过
程中给予更多的同情和尊重。患者的生活质量不仅依赖于肢体功
能,改善情感状况对于患者获得生活质量的提高同样也是重要的。
对患有轻度行为和精神障碍的患者,首先应试用非药物性措施,查
找原因,调整环境,增加交流,给予情感支持。对重症患者,在加用
药物的同时,尤其应强调改善患者的生活环境等,为家属提供心理
咨询及护理技能帮助,设法减轻患者行为和精神障碍的程度,提高
其生活质量。

(4)晚期家庭护理:晚期重症老年性痴呆患者大多功能丧失,
有些甚至卧床不起,大小便失禁,易发生压疮、感染等并发症及意
外事故,而这些因素会不同程度地加剧病情的发展,若得不到悉心
照顾,患者的生存期限会明显缩短。发达国家对老年性痴呆患者
的护理模式主要采用居家为主、社区和社会护理机构为主、扶助照
料型居住为主的3种模式。目前,我国福利机构人员配置还不能
满足老年患者的需要,护理工作还停留在流水作业式的功能制护

理上,这种护理模式中老年痴呆患者缺乏与人进行情感沟通的机会,缺少心理上的抚慰,老人精神日渐颓废,依赖性增强,严重影响了自我照顾的主动性,同时也增加了家庭的经济负担。目前,最适合我国国情的护理模式就是以居家护理为主的方式。

①家庭环境。由于患者长期卧床,环境单一,保持一个整洁、干净、舒适的室内环境很重要。患者居室应采光充足,要注意室内空气新鲜,温度(20℃左右)、湿度(50%～60%)适宜,晨起应开窗通风30分钟,但应避免直接风吹患者,寒冷季节应注意保暖,以防感冒。

②饮食护理

●由于患者记忆严重障碍,进食过程也会忘了,常可发生患者把食物含在嘴里忘了吞咽,甚至不会吞咽而呛着,食物残渣若吸入肺部会产生吸入肺炎。不能自己进食者要协助进餐。让患者采取坐位或半卧位,卧位时将头偏向一侧,防止食物呛入气管。喂食速度不能过快,每口量不能过多,不能催促患者,避免噎、呛。对血管性痴呆患者要将食物放在口腔健侧的后部,以利吞咽。干食和流食应交替喂予,每天要给予足够的饮水量(白天可适当多给),喂食后要给患者漱口或做口腔护理。

●严重吞咽困难者给予鼻饲。鼻饲是将导管或硅胶管由鼻腔经咽喉、食管插入胃内供给营养物质的方法。胃管根据性质、质量不同需10～30天更换1次。插胃管是一个专业的护理操作,家庭护理员若难以掌握,可按时请专业护士进行操作。鼻饲者宜采取仰卧与鼻胃管处于上侧鼻孔的侧卧位交替体位,有利于患者保持鼻腔通气。每次喂食前应检查胃管是否在胃内,简便的方法是将导管末端置于水中看有无大量气泡出现;或抽吸胃液。每次鼻饲量不超过200毫升,间隔时间不少于2小时,温度应掌握在38～40℃,注入速度不易过快,给药时先将药捻碎溶解后再灌注。进行鼻饲时应注意补充各种营养成分。

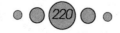

●饮食应营养丰富,品种多样,并尽量做到高蛋白、高维生素、高纤维素、低胆固醇、低脂肪、低糖、低盐,例如豆制品、蛋黄、海带、芝麻、花生、核桃等,以便补充卵磷脂、维生素 A、维生素 E、铁、硒等营养素。此外,控制有害物质(如铝、铅等)摄入,以减缓脑细胞的变性衰退。

③大小便的护理。患者大小便不能控制,便溺无规律,多出现两便失禁,男患者可用带胶管的阴茎套或用保鲜袋接尿,女患者可用吸乳器连接胶管接尿,排便后应及时用温水清洗会阴部,保持衣物、床铺清洁干燥。由于长期卧床,可发生便秘。对有便秘者可给予蓖麻油口服协助排便,每次 10~15 毫升,服后 12 小时内若不排便可再服 1 次。也可为患者做腰背部按摩或做顺时针方向腹部按摩,能促进肠蠕动,帮助排便。

④皮肤护理。若卧床过久,局部皮肤长期受压,血液循环不好,易发生压疮。应定时(每 2 小时 1 次)给患者翻身,翻身时避免拖拉,以防损伤皮肤,并对骨隆突处进行检查、按摩,及早发现压疮征兆。保持皮肤清洁干燥,床铺整洁,无皱褶,无渣屑。受压局部充血时,用红花油按摩;出现水疱时,用红外线等照射,同时用气圈垫起,以防局部继续受压;如已出现压疮要及时进行清创换药,可用 1∶5 000 的高锰酸钾溶液,每日 5~6 次。

⑤口腔护理。保持口腔清洁,每日晨间和睡前进行口腔护理,每日应至少清洁两次,根据情况可选用 1‰~4‰碳酸氢钠、生理盐水、清水等溶液,清洁的棉球不要过湿,以免液体被患者吸入呼吸道。口腔清洁要彻底,包括牙齿、牙龈、舌面、颊部和硬腭等易存食物残渣和痰液的部位,要注意清洗干净。同时,可对插管的一侧鼻孔用生理盐水清洗,表面黏膜涂少量红霉素软膏,防止插管压迫黏膜出现破损。

⑥睡眠护理。患者晚期出现昼夜节奏障碍,睡眠颠倒,白天嗜睡,夜间兴奋不眠。对于睡眠优先还是护理优先要进行衡量,以采

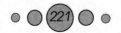

取最低限度的护理最好,在患者清醒或非做不可时一并进行护理。睡眠时卧室应安静,低光线有助于睡眠。晚上尽可能吃黏稠一些的食物,限制饮水量,可减少进食次数,睡前可喂食1杯热牛奶,和正常人一样用热水泡脚有助于睡眠。必要时遵医嘱给予镇静药物。

⑦心理护理。晚期的老年痴呆患者并不是完全的呆傻,有相当一部分还存在着一些意识和思维,千万不能在患者面前表示厌烦、冷淡,更不要在患者面前诉说劳累、经济困难等。护理人员要有意识地加强与患者交流,要与患者建立良好的沟通关系,找出适合交流的方式。非语言交流比语言交流更为需要,运用适当的身体语言,使患者能用简单的言语及手势来表达自己的需要。

⑧疼痛护理。患者晚期常出现四肢强直痉挛、肌痉挛,患者出现疼痛,可慢慢为其做一些按摩、热敷等物理疗法,疼痛剧烈可遵医嘱服用一些药物。

⑨病情观察。由于晚期患者不能活动,不能表达,又不能自理,故安全问题十分重要,患者依赖他人照顾地方多,增加看护困难,即使对患者的表现不能理解,也要十分耐心地照顾患者,并经常与医生联系,随时进行检查,及时采取相应治疗。注意观察体温、脉搏、呼吸、血压等生命体征的变化,如有异常改变,立即请医生或送医院处理。

5. 早期预防

（1）心理社会预防

①讲究心理卫生。加强自我心理保健,学会自我调节,善于化解各种情绪障碍或内心矛盾。性格开朗,宽容大度,不暴怒,少思虑,勿悲愁,维持心理功能平衡。

②文体活动。工作时间专注认真,提高效率,休息时间培养多种业余爱好,如下棋、绘画、书法、诗词、歌赋等,可以活跃脑细胞,防止大脑老化。

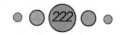

③生活有规律。起居饮食要有规律,早睡早起。

④坚持运动锻炼。运动既能保持情绪稳定,保持血管的弹性,还可促进神经生长素的产生。预防大脑退化,可多活动手指。遍布双手的神经末梢与大脑有着极其丰富的联系,通过对双手刺激,可以激励脑功能,减缓大脑的衰老。

⑤认知功能训练。通过指导、督促、帮助进行读书、看报、写作、写心得、做读书笔记、讲故事、绘画、听音乐等训练,改善老年人的学习能力。

⑥健康教育。教育提高人群对痴呆疾病的认识,普及预防老年痴呆的相关知识,增强主动预防的能力,提高人群对老年期痴呆相关知识的知晓率,进行疾病危险因素监测,掌握相关信息与动态。

(2)西药预防

①抗氧化剂。在衰老过程中,脑组织物质和能量代谢异常可导致大量自由基产生,而神经细胞膜含有大量易被氧化的多聚不饱和脂肪酸自由基,可损害线粒体。抗氧化剂主要有维生素 E 和司来吉兰,在国内外已有学者将其用于老年性痴呆的预防。

②雌激素。据国外研究,雌激素替代治疗能影响认知功能。有两项病例系列研究认为,雌激素替代治疗能延缓认知功能减退的发生。雌激素可保护较年轻妇女不患老年性痴呆,或减少早发性老年性痴呆的危险,在绝经期早期使用雌激素可减少老年性痴呆的危险性。但在年龄更大的妇女,雌激素加孕激素可能增加痴呆的发生率,故针对这类人群不主张用雌激素预防治疗老年性痴呆。另外,雌激素还有增加恶性肿瘤发生率的可能性。

③非甾体类抗炎药。许多研究者认为,老年性痴呆病理过程中有免疫和炎症反应参与,如发现脑组织和脑脊液中有多种炎症反应因子,有白细胞介素、肿瘤坏死因子增加,有 T_4、T_8 淋巴细胞和补体增加。流行病学研究发现,长期抗感染治疗的类风湿关节

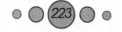

炎患者老年性痴呆的患病率低。实验室的证据表明,非甾体类抗炎药可能会预防老年性痴呆的发生,从 20 世纪 90 年代初起,有很多研究证实这一可能性。非甾体类抗炎药可降低患老年性痴呆的危险性,但非甾体类抗炎药治疗可因毒性和不良反应而使剂量和疗程受到限制。

④胆碱酯酶抑制剂。痴呆患者存在胆碱能神经元系统特异性的神经递质缺陷。皮质和海马的胆碱乙酰基转移酶(ChAT)减少,特别是前脑 Meynert 基底核和中隔区的胆碱神经元。目前胆碱酯酶抑制剂(AchEI)已成功用于治疗老年性痴呆,也是到目前为止临床证实疗效较好的药物。

⑤微量元素。钙、锌、锰、硒、铜、铁等元素的缺乏可使机体抗衰老的能力下降,使脂褐素、老年斑形成过多,导致脑老化加速;铜缺乏时合成 SOD 减少,体内产生的自由基不能被及时清除,使脑细胞萎缩变性。越来越多的证据表明,内源性金属离子加锌、铜能促使合成的 β 淀粉样蛋白在液体环境中快速沉积,促进斑块聚集。所以适当摄入这些元素,对预防老年性痴呆的发生有重要作用。

(3)中药预防。近几十年来,应用现代药物分析等高新科技手段,通过对单味药和复方等进行的大量研究,发现了一些对老年性痴呆防治和抗衰老有明显作用的中草药活性成分。

①石杉碱类化合物。石杉碱甲是从中草药千层塔中分离得到的新结构生物碱,是一种强效、可逆和高选择性的 AchE 抑制剂。在临床上已用于老年性痴呆、良性记忆障碍和 MCI 的治疗,取得良好效果。

②人参。人参含有多种化学成分,人参皂苷是其主要有效成分,有益智和抗衰老等多方面生物学活性,既可提高脑内乙酰胆碱含量,还能促进核酸和蛋白质的合成。人参对老年性痴呆有防治作用。近年来对人参皂苷单体的研究取得了明显的进展,其抗衰老和防治老年性痴呆的作用机制已从细胞或分子水平加以验证:

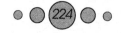

它有抗炎、抗氧化和抑制血小板聚集作用；可抑制细胞内钙积累，减少神经细胞凋亡；并有抗自由基的作用。

③绞股蓝。绞股蓝皂苷是中药绞股蓝的主要有效成分，结构与人参皂苷相同或相近，可使脑内谷氨酸水平提高及 GABA 水平降低，从而增加记忆。

④其他中草药。银杏叶制剂中的黄酮类物质是保护脑神经细胞的有效成分；蛇床子素能抑制脑内 AchE 活性和延缓细胞老化；丹参酮等均有强的抗氧化作用和清除自由基的作用。研究报道可预防衰老和延缓痴呆的发展。

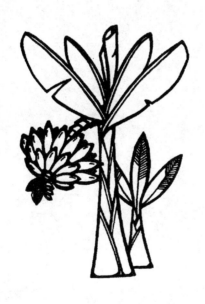

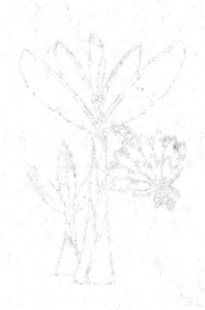